Gestão de Clínicas e Consultórios

Elaine Cristina Escobar

São Paulo

2026

Dados Internacionais de Catalogação na Publicação (CIP)
(Câmara Brasileira do Livro, SP, Brasil)

Escobar, Elaine Cristina
Gestão de clínicas e consultórios / Elaine Cristina Escobar. -- São Paulo : Ed. da Autora, 2026.

ISBN 978-65-02-00151-6

1. Atendimento ao cliente 2. Clínicas médicas - Administração 3. Consultórios médicos - Administração 4. Empreendedorismo 5. Gestão de negócios I. Título.

26-345365.0 CDD-610.6

Índices para catálogo sistemático:

1. Clínicas médicas : Administração 610.6

Livia Dias Vaz - Bibliotecária - CRB-8/9638

Créditos editoriais

Autora: Elaine Cristina Escobar
Ilustração: Renato Piza

Nota de responsabilidade

As informações apresentadas nesta obra possuem caráter técnico, educativo e orientativo. Não substituem legislações vigentes, normas dos Conselhos Profissionais, resoluções da ANVISA ou a atuação de profissionais habilitados nas áreas jurídica, contábil ou sanitária.

Contato Autora

e-mail: elaine.cristina.escobar@gmail.com

LinkedIn: Elaine Escobar

LinkedIn: https://www.linkedin.com/in/elaine-escobar-15905547

Agradeço, antes de tudo, a Deus, fonte de sabedoria, propósito e força em cada etapa desta jornada. Ao meu marido e companheiro, por caminhar ao meu lado com amor, paciência e apoio incondicional, tornando possíveis os sonhos que juntos construímos. Aos meus filhos, razão maior de tudo, por serem inspiração diária, esperança viva e o sentido mais profundo do meu existir.

Expresso minha gratidão aos meus mentores e docentes, que com generosidade compartilharam conhecimento, experiência e visão, moldando não apenas minha trajetória profissional, mas também meus valores. Aos meus mentorados e estudantes, agradeço por me desafiarem continuamente a evoluir, por confiarem no meu trabalho e por reafirmarem, a cada encontro, que ensinar e aprender são movimentos inseparáveis.

Este livro é fruto de todas essas conexões, aprendizados e afetos.

Sobre a autora

Elaine Escobar é cirurgiã dentista graduada pela Universidade de São Paulo, possui Mestrado em Ciências com área de concentração em Microbiologia Oral e Doutorado em Odontologia com área de Concentração em Periodontia ambos obtidos na Universidade de São Paulo.

Em sua trajetória desenvolveu habilidades de gestão através de formação complementar: MBA em Serviços da Saúde (FMU), Especialização em Gestão estratégica de Negócios (HSM University) e Marketing de Serviços (FGV) que colocou em prática em projetos de Consultoria e Mentoria profissional em sua empresa Escobar Consulting e na gestão acadêmica.

Possui uma caminhada profissional que une, de forma muito própria, excelência científica, experiência clínica, visão estratégica de gestão e uma profunda dedicação à formação de profissionais da saúde. Durante mais de 25 anos, viveu a docência como vocação. Ensinou Periodontia, Estomatologia, Microbiologia, Clínica Integrada e Gestão na Saúde em cursos de graduação e pós-graduação, sempre buscando desenvolver não apenas competências técnicas, mas também senso crítico, autonomia, ética e sensibilidade humana.

Ao longo dessa trajetória, teve o privilégio de orientar estudantes, guiar novos pesquisadores e acompanhar talentos florescendo com segurança, curiosidade e propósito. Essa experiência renovou, ao longo dos anos, sua convicção de que a educação é uma força transformadora quando são unidos rigor acadêmico à empatia e à escuta ativa.

Paralelamente à sala de aula, trilhou um caminho sólido na gestão acadêmica, coordenando cursos da Saúde, implantando projetos pedagógicos e liderando a implantação de cursos da saúde em diferentes instituições e campi. Esse processo promoveu a aprendizagem que a educação se constrói com visão, diálogo, coragem e compromisso coletivo. Também trouxe um entendimento profundo sobre qualidade, inovação e integração, elementos que leva consigo em cada projeto.

Desempenhou papel de planejamento estratégico na função de Gestora Nacional de Pesquisa do Grupo Ânima Educação, tendo atuado para fortalecer a produção de conhecimento, aproximar ciência e mercado e fomentar novas tecnologias com impacto social. Essa experiência ampliou sua perspectiva sobre o papel da universidade como agente de transformação.

Também atuou como Avaliadora do INEP/MEC, o que reforçou seu compromisso com a qualidade e a responsabilidade social no ensino superior.

Sua vivência como mentora e consultora estratégica na área da saúde, liderando projetos para organizações nacionais e multinacionais complementou sua visão como educadora.

Trabalhou com desenvolvimento de pessoas, planejamento estratégico e inovação, experiências que permitiram levar para a docência uma abordagem atual, prática, integrada e conectada ao mundo real. Orientou pesquisas na área de administração de clínicas e consultórios, o que permitiu o desenvolvimento de novas soluções aplicáveis a problemas reais na área da gestão da saúde.

Acredita profundamente que a formação na área da saúde deve unir ciência, técnica, gestão e humanidade.

Sumário

Prefácio

Este livro foi escrito para profissionais da saúde que sabem que nasceram para ir além da técnica.

Talvez você se reconheça aqui: anos de estudo, dedicação intensa, atualização constante e um compromisso genuíno com o cuidado. Ainda assim, em algum momento da sua trajetória, surgiu a sensação de que algo não estava completo. O consultório funciona, os atendimentos acontecem, os clientes chegam, mas a rotina pesa, as decisões cansam e os resultados nem sempre refletem o esforço investido. Não por falta de competência clínica, mas pela ausência de estrutura, direção e método.

A formação técnica e científica continua sendo a base da atuação em saúde. Ela é inegociável. No entanto, ela não é suficiente para sustentar uma carreira sólida, previsível e alinhada aos seus objetivos pessoais e profissionais. O que raramente nos ensinam é como transformar conhecimento em valor percebido, atendimento em experiência, esforço em reconhecimento e vocação em um serviço sustentável. Gestão, marketing ético, planejamento de carreira, tomada de decisão e experiência do cliente permanecem, para muitos, como aprendizados tardios, adquiridos na tentativa e erro, muitas vezes com alto custo emocional e financeiro.

Este livro nasce como um convite e, ao mesmo tempo, como um direcionamento. Um convite para que você assuma, de forma consciente, o papel de gestor da sua própria carreira. E um direcionamento baseado em método, experiência prática e reflexão estratégica. Aqui, não se trata de promessas rápidas ou fórmulas prontas, mas de construção consistente, alinhada à realidade dos serviços da saúde e às exigências éticas da profissão.

Ao longo das páginas, você será conduzido por métodos proprietários desenvolvidos a partir de anos de atuação em mentoria, consultoria, gestão em serviços da saúde, docência e pesquisa. Métodos que organizam o pensamento, estruturam decisões e ajudam você a sair do modo reativo para uma atuação estratégica. Frameworks como o **Método MIEPS**, voltado à padronização e melhoria de processos dos serviços da saúde, o **Método NEUROS**, aplicado à experiência e ao relacionamento com o cliente sob a ótica da neurociência e o **Método GESTAR**, voltado à gestão e melhoria contínua dos serviços não são apenas conceitos teóricos, são ferramentas práticas aplicáveis à gestão dos serviços da saúde, para quem deseja clareza, segurança e evolução real.

Cada capítulo foi pensado como uma conversa de mentoria. Daquelas que provocam, orientam e apoiam. Você encontrará reflexões que desafiam crenças limitantes, exercícios que convidam à ação e instrumentos que ajudam a transformar intenção em movimento. Muitos desses conteúdos nasceram da escuta atenta de profissionais que, assim como você, buscavam não apenas crescer, mas crescer com propósito, equilíbrio e sentido.

Este não é um livro para ser lido de forma passiva. Ele foi criado para ser utilizado, consultado, marcado, revisitado. Para acompanhar decisões importantes, mudanças de fase e redefinições de rota. Um material que respeita sua individualidade, seu momento financeiro, seu tempo de experiência e suas ambições, sem romantizar dificuldades, mas também sem normalizar a desorganização e o desgaste.

Como mentora, minha proposta é clara: ajudá-lo a enxergar sua carreira como um projeto possível, estruturado e alinhado com quem você é. A unir técnica, gestão e propósito de forma integrada, ética e sustentável. A construir um serviço que gere valor para seus clientes e, ao mesmo tempo, qualidade de vida para você.

Se este livro provocar questionamentos, desconfortos construtivos e decisões mais conscientes, ele já terá cumprido seu papel. E se, ao final, você perceber que não precisa caminhar sozinho nessa jornada, saiba que a mentoria existe exatamente para isso: para encurtar caminhos, reduzir riscos e apoiar escolhas mais seguras.

No fim, a mensagem é simples, mas transformadora: excelência técnica sustenta o cuidado; gestão estruturada sustenta a carreira; propósito sustenta o sentido.

E tudo isso pode e deve caminhar junto.

Introdução: Porque esse livro é essencial para profissionais da saúde?

Os profissionais da área da saúde possuem habilidades clínicas e técnicas. Entretanto a grande maioria não possui conhecimento na área de gestão para atuar como empreendedor e tornar seu negócio um empreendimento de sucesso.

Isso cria uma lacuna que promove desafios constantes, experiência negativa dos clientes que refletem na agenda disponível e insatisfação com a carreira.

A indústria da saúde encontra um desafio crítico: profissionais altamente qualificados quanto à técnica e que desconhecem o negócio que caracteriza sua prática profissional.

A educação na área da saúde foca no desenvolvimento de habilidades técnicas, na expertise clínica, em habilidades de diagnóstico, protocolos de cuidados com os pacientes, mas fornecem pouco ou nenhum treinamento em gestão de negócios.

O treinamento para a análise de viabilidade de um negócio, planejamento estratégico do negócio, planejamento financeiro, precificação, gerenciamento da experiência dos clientes, marketing na saúde e gestão do negócio não acontecem na prática.

A formação tradicional não promove o treinamento necessário para que o profissional da saúde seja um empreendedor com as habilidades necessárias para conceber e gerir seu próprio negócio.

Como resultado temos profissionais com um problema real, sem conhecimento técnico na área de gestão. Biomédicos, dentistas, educador físico, fisioterapeutas, fonoaudiólogos, médicos, médicos veterinários, musicoterapeutas, nutricionistas, psicólogos e outros profissionais da saúde encontram-se habitualmente sobrecarregados com dúvidas sobre questões administrativas, sem saber como precificar corretamente seus serviços e frustrados quando deparam com clientes insatisfeitos mesmo diante de um serviço de qualidade.

Muitos consultórios falham não pela qualidade do tratamento, mas por escolhas incorretas no processo de gestão do negócio.

O Profissional da área da saúde moderno, além de oferecer suas habilidades técnicas inerentes de sua profissão, deve proporcionar ao cliente uma experiência no mínimo satisfatória e preferencialmente única.

Os profissionais que possuem habilidades técnicas e de gestão proporcionam ao cliente um serviço de qualidade, com eficiência e promovem uma experiência que supera as expectativas do cliente, o que culmina em seu sucesso a médio/longo prazo.

Por outro lado, profissionais que ignoram a gestão adequada de seu negócio enfrentam dificuldades financeiras e desafios profissionais significativos.

As lacunas no conhecimento sobre gestão dificultam que os profissionais da saúde enfrentem os desafios de seu negócio de forma sustentável beneficiando o cliente e o negócio.

Recentemente realizamos uma pesquisa sobre conhecimento sobre gestão aplicada à profissionais da saúde. O conhecimento sobre Gestão de Consultórios é um tema pouco abordado junto aos profissionais da área da saúde.

O conhecimento técnico-científico aliado à habilidade técnica, é de fundamental importância para a oferta de um serviço de saúde de qualidade. Entretanto, outros fatores podem agregar valor ao serviço ofertado e nem sempre são observados pelos profissionais da área da saúde.

Poucos profissionais da área, compreendem que seu consultório ou clínica é um empreendimento que necessita de atenção. Nesse contexto, a saúde administrativa de muitas clínicas e consultórios é colocada em cheque, mesmo diante de um profissional de excelência em sua área de atuação.

Quais são os fatores que contribuem para esse quadro?

Como abordado anteriormente, a falta de informação sobre os princípios de gestão nos cursos da área da saúde, refletem na falta de conhecimento dos pilares da gestão por esses profissionais. Nos últimos anos, diversos cursos da área da saúde acrescentaram a abordagem de conceitos de gestão sem aprofundar esses conceitos. Isso reflete no desconhecimento de informações essenciais para a saúde de um negócio, a abertura de um consultório ou clínica por um profissional da saúde é considerada uma conquista pessoal. Entretanto, muitas vezes esse empreendimento não foi estrategicamente planejado antes de sua inauguração, o que impacta em inúmeras dificuldades no histórico do negócio, coradas por pontos de insucesso.

Muitos profissionais da área da saúde que atuam em consultórios ou clínicas, desconhecem informações reais sobre o valor da sua retirada mensal nos últimos 6 meses, não sabem definir a precificação de seus serviços ou calcular a viabilidade de seu negócio, ou ainda, desconhecem seu público alvo ou o índice de satisfação de seus clientes.

Isso é reflexo de uma cultura dos profissionais da área que por terem muito conhecimento em sua área de atuação profissional, capacitação técnica e científica, deixam de ser resilientes à incorporação de novos processos que teriam um impacto de melhores resultados.

Ao lembrar de resultados positivos, muitos profissionais da área entendem que não necessitam de mudanças. Entretanto, resultados positivos se bem planejados poderiam ser ainda melhores. Além disso, os resultados do passado não impactam nos resultados futuros e a continuidade de padrões não alteram o quadro. Não identificar a necessidade de mudança ou banalizar o processo, simplificando o plano de ação, mantém a fragilidade do modelo de negócio.

A transformação deve ser consciente e estar alinhada aos benefícios que as mudanças podem trazer.

Fazer estas mudanças sem o conhecimento adequado e em situações difíceis pode dificultar ainda mais a resolução dos problemas.

Nesse momento, é absolutamente necessário o apoio administrativo através de um trabalho especializado com um profissional com conhecimento das particularidades da área da saúde e experiência na área de gestão de consultórios. A maioria dos administradores desconhecem as particularidades da área da saúde e adaptam conceitos de gestão ao serviço da saúde.

Cada vez mais profissionais da saúde buscam auxílio para a gestão de seus consultórios, o gráfico 1 mostra o aumento de interesse dos profissionais da saúde por esse apoio nos últimos anos. O aumento da busca por informações sobre gestão de clínicas e consultórios nos últimos anos, demonstra que os profissionais da saúde estão se conscientizando da importância da gestão de seus consultórios.

Gráfico 1 Pesquisas realizadas em mecanismos de busca como o Google sobre o tema Gestão em saúde nos últimos anos

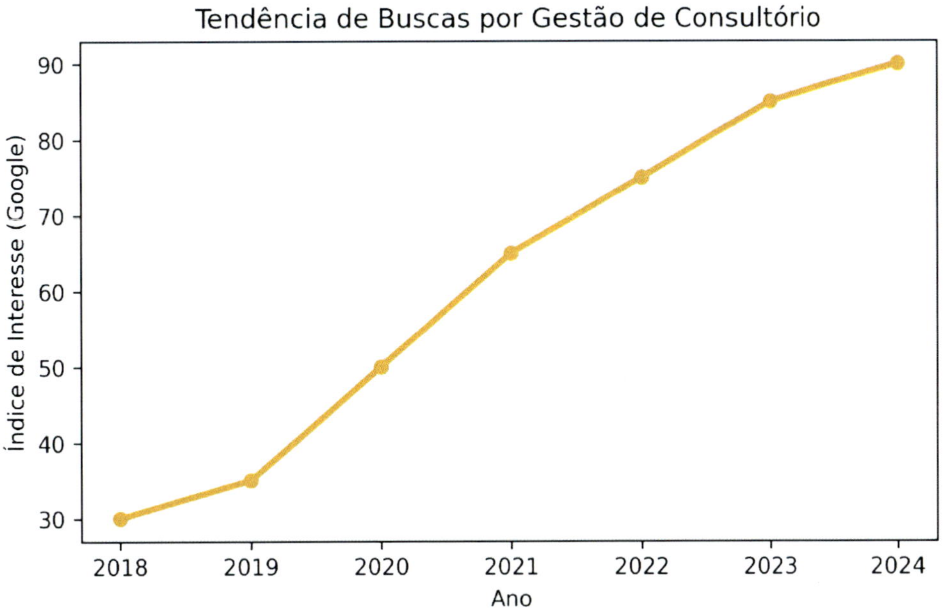

Considerando a conscientização dos profissionais da saúde sobre o tema e seu interesse crescente sobre o aprofundamento dos conceitos de gestão, optei por escrever esse livro com os principais temas associados à Gestão de Clínicas e consultórios.

O objetivo foi proporcionar conteúdo relevante que possa ser consultado e aplicado pelos profissionais da saúde, para tornar seu empreendimento sustentável.

Nos próximos capítulos serão abordados os pilares da gestão de clínicas e consultórios.

Construído sobre bases sólidas, os empreendimentos da saúde tornam-se sustentáveis. Os consultórios e clínicas, podem e devem ser personalizados. Cada empreendimento é único e sua identidade deve ser construída com atenção, respeito aos princípios éticos e personalizado de acordo com o propósito do profissional empreendedor.

Capítulo 1- Planejamento de Clínica ou Consultório

Como começa a montagem de um consultório?

Em recente pesquisa destinada a profissionais da área de saúde, verificamos que apesar de 60,9% dos respondentes afirmarem não possuírem conhecimentos sobre gestão de consultório e não terem recebido informações sobre o tema durante a sua formação profissional, 69,6% dos respondentes possuem seu próprio empreendimento.

A grande maioria inicia o empreendimento sem planejamento financeiro (65,8%) e apenas 17,4% dos entrevistados estudaram a viabilidade do seu negócio.

A montagem de um consultório ou clínica, começa com a definição do público alvo que se deseja atender, a definição do local e o estudo da viabilidade do negócio.

Após o estudo de viabilidade, realiza-se um planejamento financeiro que considera os investimentos necessários para o início do empreendimento e a manutenção do mesmo por um período de pelo menos um ano.

O planejamento estratégico é delineado alinhado ao perfil do profissional, público alvo e planejamento financeiro.

O planejamento impacta diretamente nos resultados a curto, médio e longo prazo. Quando essa etapa é negligenciada, os impactos negativos são observados.

O Planejamento Estratégico consiste em um programa para guiar a gestão do empreendimento por uma determinada rota que proporcione estabilidade e vantagem competitiva. Um planejamento bem sucedido depende de previsões que tenham a precisão necessária para conduzir o empreendimento em direção aos seus objetivos de longo prazo. Entretanto o ambiente pode promover incertezas e transformações, o que torna necessária a continuidade do planejamento, realizando constantemente o monitoramento, o controle das estratégias delineadas e os ajustes necessários.

As ações planejadas possuem prazo de entrega, validação e avaliação dos resultados, o que permite a mudança de rumo diante de transformações do mercado.

Ter uma clínica ou consultório vai muito além de um espaço físico com infraestrutura adequada para o atendimento clínico. Tudo começa com um bom planejamento. Porém se o negócio não foi planejado ele poderá ser resgatado a qualquer momento visando a melhoria em seus resultados.

Abrir um consultório ou clínica é um dos passos mais significativos na trajetória de um profissional da saúde. Trata-se de materializar um sonho, construir autonomia profissional e impactar vidas através de um serviço de qualidade. Entretanto, apesar da forte motivação que impulsiona esse movimento, muitos empreendimentos fracassam nos primeiros anos por um motivo simples: ausência de planejamento estratégico, outros permanecem com resultado inferior àquele almejado pelo profissional.

A construção de um serviço de saúde sustentável começa muito antes da inauguração do espaço físico. Ela se inicia no entendimento profundo do público que se deseja atender, na análise cuidadosa da viabilidade do negócio e na definição de uma estratégia coerente e adaptável. Este capítulo apresenta uma visão completa e estruturada sobre o processo de planejamento estratégico aplicado à montagem de consultórios e clínicas, com o olhar de um consultor experiente em serviços da saúde.

Plano de Negócio para Clínicas e Consultórios da Área da Saúde

Planejar um consultório ou clínica sem um plano de negócio estruturado é uma das principais causas de instabilidade financeira, sobrecarga profissional e frustração de carreira na área da saúde. Embora muitos profissionais dominem profundamente a dimensão técnica do cuidado, poucos são preparados para pensar seu serviço como um sistema integrado, que envolve mercado, finanças, operação, estratégia e experiência do cliente. O plano de negócio surge, portanto, não como um documento burocrático, mas como uma ferramenta de clareza, tomada de decisão e sustentabilidade.

O plano de negócio em saúde deve respeitar as especificidades do setor: alta regulação, responsabilidade técnica, ética profissional, sensibilidade do cliente e necessidade de equilíbrio entre qualidade assistencial e viabilidade econômica. Quando bem construído, ele permite alinhar propósito, competências, recursos disponíveis e expectativas de crescimento, reduzindo riscos e orientando escolhas estratégicas.

Descrição do Negócio

A descrição do negócio é o ponto de partida do plano e deve responder, com clareza, o que é o consultório ou clínica, quais serviços serão ofertados, qual diferencial competitivo será explorado e qual problema real do cliente será resolvido. Não se trata apenas de listar procedimentos, mas de definir a essência do serviço. Um consultório pode se posicionar, por exemplo, pela excelência técnica, pela experiência do cliente, pela abordagem interdisciplinar, pela acessibilidade ou por um nicho específico. Essa definição orienta todas as demais decisões do plano.

Público-Alvo: O Primeiro Pilar Estratégico

Definir o público-alvo é compreender profundamente quem é o cliente que se deseja atender. Em serviços da saúde, isso envolve variáveis demográficas, comportamentais, emocionais e contextuais. Idade, perfil socioeconômico, necessidades de saúde, expectativas em relação ao atendimento, sensibilidade a preço e disponibilidade de tempo são aspectos fundamentais. Quanto mais claro for o público, mais assertivas serão as decisões de comunicação, precificação, estrutura física e modelo de atendimento.

Nenhum consultório deve ser aberto sem clareza sobre quem será atendido. Essa definição é a base para todas as decisões subsequentes, do local à estrutura física, do preço aos processos internos.

Conhecer o público-alvo vai além de definir idade, gênero ou classe social. Envolve compreender comportamentos, expectativas, dores, motivações e nível de percepção sobre saúde.

Dessa forma, o profissional da saúde pode definir seu público alvo antes de estruturar seu empreendimento. Caso o empreendimento já esteja estruturado, conhecer o público alvo auxilia a corrigir rotas e proporcionar melhores resultados do serviço.

Para definir o público alvo, o profissional poderá responder a algumas perguntas essenciais que norteiam a caracterização desse público.

Perguntas essenciais para definição do público-alvo:

- Quais são as principais necessidades desse público?
- Que nível de experiência, acolhimento e conveniência eles esperam?
- Quanto estão dispostos a investir em saúde?
- Que tipo de linguagem e abordagem valorizam?
- Quais as principais expectativas desse público?

A clareza sobre o público permite ao profissional posicionar-se estrategicamente no mercado, planejando uma experiência que realmente faça sentido para quem será atendido.

Análise de Mercado

A análise de mercado avalia o contexto no qual o consultório ou clínica estará inserido. Inclui o tamanho do mercado potencial, tendências do setor, comportamento do consumidor de saúde, avanços tecnológicos, mudanças regulatórias e oportunidades emergentes. Essa análise permite identificar se há demanda suficiente para o serviço proposto e quais movimentos estratégicos podem impactar o negócio no curto, médio e longo prazo.

Análise da Concorrência

A concorrência em saúde não deve ser analisada apenas como ameaça, mas como fonte de aprendizado. Avaliar quem são os concorrentes diretos e indiretos, quais serviços oferecem, como se posicionam, quais preços praticam e como se comunicam permite identificar lacunas de mercado e oportunidades de diferenciação. Essa análise também evita decisões baseadas em percepções distorcidas ou comparações inadequadas.

A análise da concorrência é fundamental para a escolha do local e análise de viabilidade do negócio.

Escolha do Local

O local ideal não é apenas o mais bonito ou o mais próximo da residência do profissional. Ele deve ser estrategicamente selecionado com base na concentração do público-alvo, na facilidade de acesso e na sustentabilidade econômica do empreendimento.

Os principais critérios para a escolha do local são: acessibilidade (transporte, estacionamento, segurança); proximidade de centros de fluxo ou de demanda potencial; concorrência instalada e oportunidades de diferenciação; potencial de parcerias (laboratórios, academias, clínicas multiprofissionais); custos fixos associados (aluguel, reformas, taxas, manutenção) e oferta de serviços com o mesmo perfil na região.

Análise de Viabilidade do Negócio

A viabilidade é analisada com projeções realistas, considerando o investimento inicial total, o tempo estimado para retorno financeiro e o breakeven ou o ponto de equilíbrio (quantos atendimentos são necessários para cobrir os custos)

O ponto de equilíbrio é o momento em que as receitas de uma empresa ou projeto se igualam exatamente às suas despesas totais (fixas e variáveis), resultando em lucro zero e prejuízo zero. O tempo necessário para atingir o ponto de equilíbrio deve ser considerado de acordo com o planejamento financeiro e considerando diferentes cenários: otimista, moderado e pessimista.

Sem essa análise, o consultório pode nascer com expectativa incompatível com a realidade do mercado, gerando frustração e prejuízos.

Plano Financeiro

O plano financeiro é um dos pilares do plano de negócio. Ele deve contemplar investimentos iniciais, custos fixos e variáveis, projeção de receitas, ponto de equilíbrio, fluxo de caixa e margem de lucro esperada. Em saúde, é fundamental considerar tributos, encargos, custos com insumos, manutenção de equipamentos, licenças e reservas financeiras. Um plano financeiro realista protege o profissional de decisões precipitadas e contribui para a longevidade do negócio.

O Planejamento Financeiro sustenta os primeiros ciclos do negócio. Uma clínica raramente se paga nos primeiros meses. É por isso que o planejamento financeiro deve prever o capital necessário não apenas para a montagem, mas para a sobrevivência do empreendimento.

Os investimentos iniciais incluem:

- Estrutura física e reforma.
- Mobiliário e equipamentos.
- Insumos e materiais.
- Documentação e regularizações.
- Contratos
- Marketing inicial.

É necessário considerar o capital de giro. O ideal é prever recursos para até 12 meses de operação, considerando oscilações no volume de clientes e possíveis períodos de baixa demanda.

A falta de capital de giro é um dos principais fatores que levam consultórios promissores a fecharem antes de alcançarem sua maturidade.

Plano Estratégico: o mapa que conduz o empreendimento

O plano estratégico define onde o negócio quer chegar e como pretende evoluir. Inclui objetivos de curto, médio e longo prazo, metas mensuráveis, indicadores de desempenho e prioridades estratégicas.

Aqui se conectam os métodos proprietários apresentados nesse livro, desenvolvidos para conectar os princípios da gestão às demandas dos serviços da saúde: o Método MIEPS, voltado à padronização e melhoria de processos dos serviços da saúde, o Método NEUROS, que sustenta decisões voltadas à experiência do cliente e o método GESTAR, que orienta diagnóstico, execução e melhoria contínua.

Os métodos citados já foram amplamente utilizados nas atividades de consultoria desenvolvida pela autora e serão apresentados em detalhes nos próximos capítulos.

O planejamento estratégico integra público-alvo, posicionamento profissional e realidade financeira. Ele estabelece uma rota clara para o crescimento sustentável.

Os elementos fundamentais do planejamento estratégico são:

- **Missão**: por que o consultório existe.
- **Visão**: onde se deseja chegar.
- **Valores**: princípios que orientam o atendimento.
- **Posicionamento**: como o serviço será percebido pelo mercado.
- **Metas e indicadores**: critérios concretos para avaliar desempenho.
- **Estratégias de crescimento**: como expandir serviços, público ou receita.
- **Planos de contingência**: como agir diante de crises ou mudanças abrupta

A Figura 1 resume os elementos fundamentais de um planejamento estratégico de um serviço da saúde.

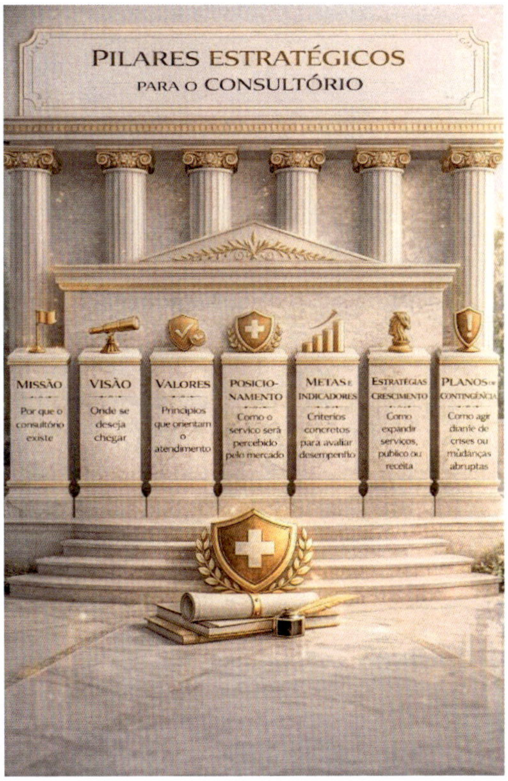

Figura 1: Elementos fundamentais do planejamento estratégico de um Serviço da Saúde

Sem um planejamento estratégico claro, o consultório fica vulnerável a decisões improvisadas, reativas e desalinhadas com os objetivos de longo prazo.

Plano de Marketing

O plano de marketing em serviços da saúde deve ser ético, educativo e alinhado à experiência real do atendimento. Envolve presença digital, posicionamento profissional, estratégias de captação, relacionamento com o cliente, fidelização e indicação. Mais do que divulgar serviços, o marketing deve reduzir inseguranças, construir confiança e conduzir o cliente ao agendamento de forma consciente e segura.

Plano de Operação

O plano de operação descreve como o serviço funciona no dia a dia. Inclui fluxos de atendimento, processos administrativos, gestão da agenda, protocolos assistenciais, controle de qualidade, uso de tecnologia, gestão de pessoas e relacionamento com parceiros. Uma operação bem estruturada garante previsibilidade, reduz erros e melhora a experiência do cliente e da equipe.

Modelo de Negócio para Consultório – Estruturação Prática

A seguir, apresenta-se um modelo de negócio inspirado no Business Model Canvas, adaptado à realidade dos serviços da saúde.

Componentes do Modelo de Negócio

- **Atividades-chave:** atendimentos clínicos, gestão da agenda, relacionamento com clientes, atualização profissional, implantação de novas tecnologias, controle de qualidade.
- **Parcerias-chave:** laboratórios, fornecedores, profissionais parceiros, contabilidade, assessoria jurídica.
- **Recursos-chave:** conhecimento técnico, registro profissional, espaço físico, equipamentos, equipe, sistemas de gestão.
- **Proposta de valor:** cuidado seguro, experiência diferenciada, atendimento personalizado, ética e confiança.
- **Relacionamento com clientes:** acolhimento, acompanhamento, comunicação clara, fidelização.
- **Canais:** consultório físico, site, redes sociais, indicações.
- **Segmentos de clientes:** público-alvo definido por perfil, necessidades dos clientes e comportamento.
- **Estrutura de custos:** aluguel, tributos, equipe, insumos, marketing, tecnologia.
- **Fontes de receita:** atendimentos, pacotes de serviços, contratos, parcerias.

Modelo para Preenchimento do Modelo de Negócio

A figura 2 ilustra um modelo de negócio que pode ser preenchido de forma personalizada, considerando os exemplos citados.

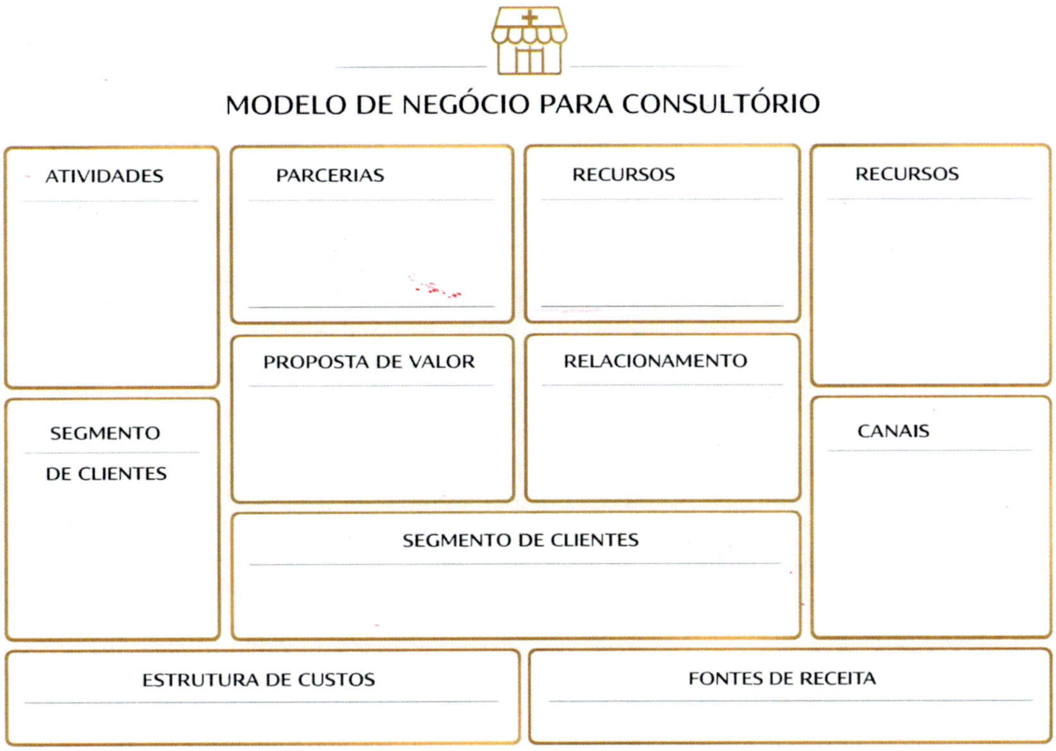

Figura 2: Modelo de Negócios para consultório

Esse modelo pode ser impresso, preenchido manualmente ou adaptado para ferramentas digitais, servindo como instrumento central de planejamento e revisão periódica do negócio.

Impacto do Planejamento nos Resultados

Empreendimentos que nascem sem planejamento costumam apresentar falta de previsibilidade financeira, baixo retorno de clientes, decisões desalinhadas com o perfil do público, crescimento lento ou estagnado e maior vulnerabilidade à concorrência.

Por outro lado, um planejamento eficaz permite: um crescimento estruturado e sustentável, redução de desperdícios, melhor gerenciamento do tempo e dos recursos, menor risco de erros estratégicos, aumento da competitividade e da lucratividade.

Planejamento Contínuo: Adaptando-se às Mudanças do Mercado

O ambiente da saúde é dinâmico. Novas tecnologias, regulamentações e comportamentos surgem constantemente. Por isso, o planejamento não pode ser visto como um documento estático. É necessário um monitoramento constante.

O gestor deve revisar periodicamente:

- Indicadores financeiros e assistenciais.
- Estratégias de marketing.
- Satisfação dos clientes
- Produtividade da equipe.

- Mudanças no ambiente externo.

Periodicamente, as rotas devem ser reescritas, mantendo a visão e os valores do empreendimento, mas adequando ações táticas e prioridades, realizando os ajustes estratégicos necessários.

As ações estratégicas necessitam de prazos pré-estabelecidos para a avaliação dos resultados.

Cada ação planejada precisa considerar o prazo de execução, o responsável, os recursos necessários, os indicadores de validação e o momento de avaliação dos resultados.

Essa estrutura impede improvisos e transforma objetivos em resultados concretos.

Quando o mercado muda, o que é inevitável, indicadores claros permitem identificar desvios rapidamente e ajustar a estratégia.

Muito Além da Estrutura Física: A Gestão como Chave da Longevidade

Ter uma clínica de sucesso não se resume a montar um ambiente bonito e tecnicamente adequado. A sustentação do negócio depende da capacidade de liderar pessoas, interpretar indicadores, melhorar processos e tomar decisões baseadas em dados.

Entretanto, mesmo consultórios que nasceram sem planejamento podem ser resgatados. Com diagnóstico empresarial adequado e reestruturação estratégica, é possível recuperar a performance, reposicionar o serviço e reconstruir a trajetória do empreendimento.

Montar um consultório ou clínica é uma decisão que exige muito mais do que vocação clínica. O sucesso está diretamente ligado à capacidade de planejar, organizar e gerenciar um negócio que, embora tenha a saúde como propósito, funciona sob as mesmas demandas de qualquer empreendimento.

Profissionais que compreendem a importância do planejamento estratégico criam negócios mais fortes, estáveis e preparados para crescer. E mesmo aqueles que iniciam sem estrutura podem, com orientação adequada, reposicionar-se e alcançar excelentes resultados.

Ao final, uma verdade permanece: na saúde, técnica abre portas — mas planejamento mantém portas abertas.

Checklist de planejamento Inicial

Um check list poderá ajudar no seu planejamento. Antes da abertura, vale revisar o seguinte checklist:

- Definição clara de missão, visão e valores
- Análise de mercado e público-alvo
- Escolha do espaço físico e layout funcional
- Mapeamento de equipamentos e materiais necessários
- Estimativa de custos fixos e variáveis
- Previsão de retorno e metas de faturamento

- Definição de processos e protocolos operacionais
- Planejamento de experiência do cliente (fluxo, recepção, comunicação, pós-consulta)
- Seleção de sistemas de gestão (agenda, prontuário, financeiro)
- Planejamento de marketing e comunicação
- Plano de governança interna: equipe, comunicação, métricas, revisão.

O valor da gestão de excelência

A adoção de boas práticas de gestão traz ao consultório ou clínica um diferencial competitivo fundamental. A implementação de modelos de gestão da qualidade com foco na estrutura, processos e resultados está diretamente associada a melhores resultados clínicos, satisfação do cliente, eficiência operacional e competitividade no mercado.

Além disso, dados do mercado apontam que um grande número de profissionais da saúde inicia a prática privada com dificuldade de gerir os aspectos administrativos e sem uma estrutura sólida, muitos acabam desistindo ou atuando abaixo de seu potencial.

Por isso, consolidar esse planejamento antes da abertura é investir em profissionalismo, clareza, sustentabilidade e coerência com seus objetivos clínicos e de vida.

A tabela 1 resume os principais componentes do planejamento.

Tabela 1: Principais componentes do planejamento

Componente	Questões-chave
Visão e posicionamento	Que tipo de serviço você quer oferecer? (clínica geral, especialidade, estética, emergência, alto padrão, populacional) Qual será seu diferencial?
Estrutura física e operacional	Quantas salas? Equipe necessária (auxiliar, recepção, administrativo)? Fluxo de atendimento, agendamento, prontuário, materiais e equipamentos.
Investimento e custos	Aluguel, condomínio, reformas, equipamentos, materiais, pessoal, encargos, marketing, sistemas, marketing digital, contabilidade, etc.
Projeção de demanda e metas	Qual a demanda estimada? Meta mensal de atendimentos? Taxa de ocupação? Quantidade mínima de clientes para cobrir custos e ter lucro?
Processos e protocolos	Como serão os fluxos de atendimento, limpeza, esterilização, recepção, comunicação com o cliente, pós-consulta? Qual será o atendimento padrão?
Experiência e valor percebido	Que experiência o paciente encontrará? Atendimento humanizado? Agilidade? Conforto? Confiança? Quais os diferenciais que justificam preço e fidelização.
Ferramentas e tecnologia	Que sistemas usará para agendamento, prontuário, faturamento, comunicação com clientes? Software, automação, controle financeiro?
Gestão financeira e monitoramento	Como controlar receita, custos, lucratividade? Planilhas, relatórios, indicadores de desempenho, revisões periódicas.
Marketing e posicionamento de marca	Como se comunicar com seu público-alvo? Como atrair e reter clientes? Branding, reputação, visibilidade online/offline.

Esse tipo de planejamento aumenta significativamente as chances de sucesso e sustentabilidade, e diferencia uma clínica ou consultório improvisado de um negócio estruturado e preparado para crescer.

Referências Bibliográficas

BIANCHI, L. E. F. **Gestão de excelência: o diferencial competitivo em clínicas odontológicas.** São José dos Campos: UNESP/ICT, 2023.

BITTAR, Olímpio José Nogueira Viana. **Gestão de serviços de saúde.** 2. ed. São Paulo: Atheneu, 2021.

KOTLER, Philip; KELLER, Kevin Lane. **Administração de marketing.** 16. ed. São Paulo: Pearson, 2021.

MINTZBERG, Henry; AHLSTRAND, Bruce; LAMPEL, Joseph. **Safári de estratégia.** Porto Alegre: Bookman, 2010.

MORA, L. S.; ESCOBAR, E. C. **Percepção da qualidade dos serviços de saúde ofertados em clínicas e consultórios no estado de Minas Gerais.** In: NETO, S. E. R.; ESCOBAR, E. C. (org.). *I Simpósio Nacional de Odontologia do Ecossistema Ânima: odontologia em foco.* 1. ed. São Paulo: Ânima Educação, 2024. v. 1, p. 19–23.

MORALES VALLADARES, G. A. et al. **A fórmula do sucesso na Odontologia: modelos de gestão da qualidade para aprimorar os serviços clínicos.** *E-Acadêmica*, v. 6, n. 2, 2025.

RÉDUA, R. B. et al. **Abordagem de temáticas para gerenciamento de consultório.** *Acervo Saúde*, 2020.

OLIVEIRA, G. S.; SANTOS, P. C. R.; LUZ, R.; ESCOBAR, E. C. **Percepção da qualidade dos serviços de saúde ofertados em clínicas e consultórios no estado de São Paulo.** In: NETO, S. E. R.; ESCOBAR, E. C. (org.). *I Simpósio Nacional de Odontologia do Ecossistema Ânima: odontologia em foco.* 1. ed. São Paulo: Ânima Educação, 2024. v. 1, p. 74–83.

OSTERWALDER, Alexander; PIGNEUR, Yves. **Business model generation.** Hoboken: John Wiley & Sons, 2010.

SANTOS, V. P.; XAVIER, D. P.; ESCOBAR, E. C. **Percepção da qualidade dos serviços de saúde ofertados em clínicas e consultórios no estado da Bahia.** In: NETO, S. E. R.; ESCOBAR, E. C. (org.). *I Simpósio Nacional de Odontologia do Ecossistema Ânima: odontologia em foco.* 1. ed. São Paulo: Ânima Educação, 2024. v. 1, p. 24–28.

SEBRAE. **Como elaborar um plano de negócios.** Brasília: Sebrae, 2023.

SOUZA, J.; ESCOBAR, E. C. **Percepção da qualidade dos serviços de saúde ofertados em clínicas e consultórios na região de Goiás.** In: NETO, S. E. R.; ESCOBAR, E. C. (org.). *I Simpósio Nacional de Odontologia do Ecossistema Ânima: odontologia em foco.* 1. ed. São Paulo: Ânima Educação, 2024. v. 1, p. 14–18.

Capítulo 2 – Modelos de Atuação Profissional em Serviços da Saúde: Consultório Próprio, Clínica de Terceiros e Coworking

É muito comum que um profissional da saúde (biomédico, dentista, fisioterapeuta, fonoaudiólogo, médico ou psicólogo) ao finalizar os seus estudos conclua que o próximo passo seja a montagem do seu consultório.

Entretanto, nem sempre essa é a melhor alternativa. O consultório próprio é apenas uma das opções para esses profissionais.

Trabalhar na clínica de um colega, sendo remunerado pela porcentagem dos procedimentos realizados, locar um único período por semana em uma clínica localizada em um bairro onde gostaria de atuar, começar a trabalhar em um coworking ou ainda associar-se a outros colegas para montar uma clínica de especialidades ou voltada para um público alvo específico, podem ser opções mais atrativas.

Em nossos capítulos anteriores, abordamos as etapas iniciais de montagem de um consultório, mas como saber se essa é a melhor opção para o seu caso?

Muitos fatores devem ser levados em consideração antes dessa tomada de decisão. Avalie cuidadosamente suas perspectivas, a curto, médio e longo prazo.

Algumas escolhas nortearão o seu futuro profissional. O ideal é que o início de sua carreira seja norteado pelo seu objetivo profissional. Considere qual o perfil profissional que você gostaria de ter em 5 e em 10 anos. Considere o público alvo que gostaria de atender, a cidade na qual gostaria de trabalhar e o bairro no qual gostaria de atuar. Definir também o seu perfil de atendimento é de grande importância. Tenha clareza se seu perfil é individualista ou se você compreende os benefícios do trabalho multiprofissional e consegue se adaptar a esse modelo.

Busque alternativas iniciais que estejam de acordo com suas metas profissionais a médio prazo. Por exemplo, busque oportunidades de trabalho com um profissional que tenha o perfil que você gostaria de desenvolver. Compreenda que o aprendizado acompanha toda sua trajetória profissional e abre novas oportunidades.

As suas escolhas devem ser norteadas por suas habilidades específicas e emocionais, bem como seu desejo ou não de seguir uma determinada especialização ou atuar como generalista.

Ao realizar sua escolha, pondere também suas expectativas para sua vida pessoal. A vida profissional e a vida pessoal devem estar balanceadas, para que uma não anule a outra e você tenha a real alegria de desenvolver seu trabalho diariamente.

Caso não tenha realizado esse planejamento no início de sua carreira profissional, ou esteja em um novo momento profissional, você poderá realinhar suas expectativas e traçar novos rumos com novas perspectivas.

Você pode definir suas metas e planejar o melhor caminho a seguir e opções de alternativas sozinho ou buscar o auxílio de um mentor profissional que possa auxiliar na definição das metas alinhadas ao seu perfil profissional e delinear as melhores opções de caminhos para atingi-las.

A definição do local e do modelo de atuação profissional é uma das decisões estratégicas mais relevantes na carreira de um profissional da saúde. Ela afeta variáveis como responsabilidade regulatória, investimentos, custos, precificação, exposição ao mercado, construção da marca, captação de clientes e autonomia clínica.

Este capítulo aprofunda a análise das diferentes modalidades de atuação profissional na área da saúde, considerando as exigências legais e normativas vigentes no Brasil, bem como seus impactos na gestão, na sustentabilidade financeira e no posicionamento estratégico do profissional. Ao comparar vantagens e desvantagens de cada modelo, o objetivo é oferecer uma visão prática e realista, apoiada em ferramentas de gestão, para subsidiar uma tomada de decisão consciente, alinhada ao momento de carreira, ao perfil de risco e aos objetivos de crescimento do profissional.

Independentemente da forma de atuação escolhida, seja como pessoa física ou jurídica, em consultório próprio, em clínica de terceiros ou em espaços compartilhados, existem exigências regulatórias comuns a todos os profissionais de saúde.

A primeira delas refere-se ao registro profissional e à regularidade ética. É obrigatória a inscrição ativa no respectivo Conselho de Classe, como CRM, CRO, COFFITO, CFBio, CRBM, CRN, CFMV, entre outros, bem como o cumprimento rigoroso das normas éticas específicas de cada profissão. Essas normas abrangem desde regras de publicidade e relacionamento com clientes até diretrizes de biossegurança e responsabilidade técnica, sendo fundamentais para a legitimidade do exercício profissional e para a proteção do usuário do serviço de saúde.

Outro eixo regulatório transversal é o atendimento às boas práticas sanitárias estabelecidas pela Agência Nacional de Vigilância Sanitária (ANVISA). Independentemente do modelo de atuação, o local onde o profissional exerce suas atividades deve estar em conformidade com as normas sanitárias aplicáveis ao tipo de serviço prestado, sejam consultas, procedimentos ambulatoriais ou exames.

Entre as principais obrigações estão o controle e registro dos processos de esterilização, conforme a RDC nº 15/2012; a implantação e manutenção do Plano de Gerenciamento de Resíduos de Serviços de Saúde (PGRSS), conforme a RDC nº 222/2018; a adoção de boas práticas de limpeza, desinfecção e monitoramento ambiental; e, quando aplicável, o controle rigoroso de equipamentos que utilizam radiação ionizante, conforme a Portaria nº 453/1998 e normativas complementares de radioproteção.

Além disso, há exigências relacionadas a impressos e cadastros institucionais. Dependendo do modelo de atuação, pode ser necessário o cadastramento no CNES (Cadastro Nacional de Estabelecimentos de Saúde), especialmente quando o consultório presta serviços ao SUS ou quando essa exigência é imposta por operadoras de saúde. Soma-se a isso a obrigatoriedade do alvará sanitário emitido pela Vigilância Sanitária municipal e, conforme a natureza da atividade, licenças complementares, como autorizações para operação de equipamentos radiológicos.

No que se refere às modalidades de atuação profissional, o consultório próprio representa a forma de maior autonomia e, simultaneamente, de maior responsabilidade. Nesse modelo, o profissional assume integralmente a gestão da estrutura física, da equipe, dos processos assistenciais e administrativos, além de atuar como responsável técnico. Entre as vantagens destacam-se o controle total sobre agenda, preços e experiência do cliente, a possibilidade de construção sólida da marca pessoal e institucional, a criação de processos alinhados à ética e à qualidade assistencial, bem como maior margem financeira no longo prazo. Em alguns casos, há ainda valorização patrimonial, quando o imóvel é próprio. Por outro lado, trata-se de um modelo que exige elevado investimento inicial em estrutura, equipamentos e adequações físicas, além de ampliar significativamente as demandas regulatórias e administrativas. O risco financeiro no início da operação é maior, e o profissional passa a ser responsável também pela gestão de pessoas, marketing, finanças e organização contábil, seja como pessoa física ou jurídica.

A atuação em clínica ou consultório de terceiros surge como uma alternativa intermediária, na qual o profissional utiliza a estrutura de outro estabelecimento mediante pagamento de diária, percentual ou aluguel. Esse modelo apresenta como principal vantagem o baixo investimento inicial, uma vez que a estrutura já se encontra regularizada do ponto de vista sanitário e administrativo. Há ainda a possibilidade de compartilhamento de clientes em ambientes multiprofissionais e, em alguns casos, suporte administrativo já estabelecido. Contudo, essa modalidade implica menor autonomia sobre preços, agenda, comunicação e protocolos assistenciais, além de possíveis conflitos de gestão e cultura organizacional. A construção da marca pessoal tende a ser mais limitada, e a dependência da qualidade dos processos do estabelecimento pode impactar diretamente a experiência do cliente e os resultados financeiros.

Os coworkings da área da saúde configuram um modelo mais recente e alinhado à lógica de flexibilidade e compartilhamento de recursos. São espaços regulamentados, preparados para o atendimento em saúde, que oferecem recepção, salas equipadas e suporte básico. Suas vantagens incluem investimento inicial praticamente inexistente, formas flexíveis de pagamento: por hora, turno ou pacote mensal e custos associados apenas ao atendimento efetivamente realizado, no modelo pay per use.

Em muitos casos, esses espaços contam com infraestrutura tecnológica avançada, sem que o profissional precise arcar com custos de aquisição, manutenção, recepção ou limpeza. Trata-se de uma alternativa especialmente adequada para profissionais em início de carreira, para aqueles que desejam testar a demanda, expandir a atuação em outra cidade, reduzir carga horária ou oferecer serviços especializados por agendamento. Em contrapartida, há limitações quanto à personalização da experiência do cliente, menor possibilidade de construção de marca própria associada ao espaço, restrições de agenda e potencial competição direta com outros profissionais que utilizam o mesmo coworking.

Paralelamente à escolha do local de atuação, o enquadramento tributário, como pessoa física ou pessoa jurídica, exerce impacto direto na lucratividade, na imagem profissional e nas obrigações acessórias. A atuação como pessoa física caracteriza-se pela simplicidade contábil e pode ser adequada para quem possui renda complementar ou volume reduzido de atendimentos. No entanto, à medida que a renda cresce, a carga tributária tende a se tornar mais elevada, além de limitar a contratação de funcionários, dificultar a formalização de contratos com empresas e convênios e transmitir menor grau de profissionalização ao mercado.

Já a atuação como pessoa jurídica, seja no Simples Nacional, Lucro Presumido ou Lucro Real, amplia as possibilidades estratégicas do profissional. Esse modelo permite a escolha de regimes tributários potencialmente mais vantajosos, a contratação formal de equipe, a emissão de notas fiscais eletrônicas, a participação em editais e parcerias institucionais, além de maior credibilidade comercial. Também possibilita a dedução de despesas operacionais, contribuindo para melhor planejamento financeiro. Em contrapartida, implica maior custo administrativo, necessidade de acompanhamento contábil especializado, cumprimento de obrigações acessórias e atenção a aspectos organizacionais como contratos, regulamentos internos e adequação à Lei Geral de Proteção de Dados (LGPD).

Dessa forma, a decisão sobre a modalidade de atuação e o enquadramento tributário não deve ser tomada de forma isolada ou intuitiva, mas sim a partir de uma análise integrada das exigências regulatórias, da estrutura de custos, do perfil profissional, dos objetivos estratégicos e do estágio de maturidade do negócio em saúde.

A tabela 1 apresenta uma análise comparativa das modalidades de atuação profissional. Compara atuação em clínica particular, clínica de terceiros e coworking.

Tabela 1: Análise Comparativa dos Modelos de Atuação

Critério	**Consultório Próprio**	**Clínica/Consultório de Terceiros**	**Coworking de Saúde**
Investimento Inicial	Alto	Baixo	Muito baixo
Autonomia	Alta	Média	Baixa
Responsabilidade Regulatória	Total	Compartilhada	Mínima
Custos Fixos	Elevados	Moderados	Quase zero
Construção da Marca	Alta	Média	Baixa
Disponibilidade de Agenda	Total	Parcial	Limitada
Escalabilidade de Receita	Alta	Média	Média
Risco Financeiro	Alto	Moderado	Baixo
Indicado para	Profissionais que desejam investir	Profissionais em fase de expansão	Iniciantes, profissionais testando demanda ou reduzindo tempo de atendimento, ou com foco em novas tecnologias

Exercício de Tomada de Decisão

Objetivo:

Auxiliar o profissional a escolher o modelo de atuação mais compatível com seu momento de carreira.

Passo 1 – Autoavaliação

Responda de 0 a 3 para cada item:

Fator	Nota (0–3)
Tenho capital para investir em estrutura própria	
Tenho experiência profissional consolidada	
Tenho conhecimento de gestão e marketing	
Desejo autonomia total sobre minha marca	
Tenho tempo para gerir equipe e processos	
Tenho demanda de clientes já estabelecida	
Meu momento financeiro permite assumir riscos	

Passo 2 – Resultado

- **18–21 pontos** → Consultório próprio é a escolha natural.
- **12–17 pontos** → Melhor começar em clínica de terceiros.
- **0–11 pontos** → Coworking de saúde é o mais adequado para o momento.

Passo 3 – Plano de Ação

1. Identifique seus pontos fracos e crie metas trimestrais.
2. Avalie sua capacidade financeira e de gestão.
3. Analise as exigências regulatórias do seu município.
4. Reavalie a decisão a cada 6 meses.

Compreenda o seu momento atual e não hesite em mudar seu perfil de atuação profissional, caso necessário. Mudanças são estratégicas e podem impactar no seu sucesso profissional.

Referências Bibliográficas

ANVISA. **Resolução da Diretoria Colegiada – RDC nº 15, de 15 de março de 2012**. Dispõe sobre requisitos de boas práticas para processamento de produtos para saúde. Brasília, 2012.

ANVISA. **Resolução da Diretoria Colegiada – RDC nº 222, de 28 de março de 2018**. Regulamenta o gerenciamento dos resíduos de serviços de saúde. Brasília, 2018.

BRASIL. **Ministério da Saúde**. Portaria nº 453, de 1º de junho de 1998. Diretrizes de proteção radiológica em radiodiagnóstico médico e odontológico. Brasília, 1998.

CONSELHO FEDERAL (correspondente à profissão). **Código de Ética Profissional**. Versão atualizada conforme normativas vigentes. Brasília, ano da publicação.

REZENDE, D. A.; ABREU, A. F. **Planejamento e gestão de serviços de saúde**. 2. ed. São Paulo: Atlas, 2021.

LAS CASAS, A. L. **Marketing de serviços: aplicações no setor de saúde**. 8. ed. São Paulo: Atlas, 2020.

KOTLER, P.; KELLER, K. L. **Administração de marketing**. 16. ed. São Paulo: Pearson, 2022.

Capítulo 3 – Gestão Tributária em Serviços de Saúde: Do Diagnóstico à Escolha do Regime Ideal

A atuação profissional na área da saúde pode ocorrer, de modo geral, sob duas formas jurídicas distintas: como pessoa física, na condição de profissional autônomo, ou como pessoa jurídica, por meio da constituição de uma empresa. Cada modelo apresenta diferenças relevantes no que se refere à tributação, ao potencial de faturamento, às responsabilidades legais e ao grau de profissionalização da atividade, impactando diretamente a sustentabilidade financeira e o crescimento do serviço.

É de grande importância a tomada de decisão quanto a forma jurídica que o profissional atuará para o planejamento estruturado de seu empreendimento. Essa decisão impacta na gestão do serviço de saúde, na precificação e nos resultados.

Quando o profissional opta por atuar como pessoa física, ele exerce sua atividade de forma individual, sem a constituição de uma empresa. Nessa modalidade, os recebimentos pelos serviços prestados são formalizados por meio de recibos digitais, atualmente emitidos pela plataforma Receita Saúde, da Receita Federal. A tributação incide diretamente sobre a renda auferida, seguindo as regras aplicáveis às pessoas físicas.

Do ponto de vista tributário, o profissional autônomo está sujeito ao Imposto de Renda da Pessoa Física (IRPF), cuja incidência ocorre de forma progressiva, com alíquotas que variam de 7,5% a 27,5%, conforme a faixa de rendimento. Além disso, há a obrigatoriedade de contribuição previdenciária ao INSS, que pode variar entre 11% e 20%, dependendo da forma de recolhimento e do teto previdenciário. Em muitos municípios, também há a exigência do Imposto Sobre Serviços (ISS), o que eleva ainda mais a carga tributária total incidente sobre a atividade.

Entre as principais vantagens da atuação como pessoa física destacam-se a menor complexidade administrativa e a simplicidade operacional, uma vez que não há necessidade de abertura de empresa nem de cumprimento de obrigações acessórias típicas de pessoas jurídicas. O uso do livro-caixa permite a dedução de determinadas despesas relacionadas à atividade profissional, o que pode reduzir parcialmente a base de cálculo do imposto devido.

Por outro lado, as desvantagens desse modelo são significativas. A carga tributária tende a ser mais elevada, especialmente à medida que o faturamento aumenta, e as possibilidades de dedução são limitadas quando comparadas às estruturas empresariais. Além disso, a atuação como pessoa física pode dificultar a celebração de contratos com empresas, operadoras de saúde e instituições, restringindo oportunidades de crescimento e de posicionamento profissional no mercado.

A atuação como pessoa jurídica, por sua vez, pressupõe a abertura de um CNPJ e a formalização da atividade como empresa. Nesse modelo, a prestação de serviços é registrada por meio da emissão de Nota Fiscal Eletrônica, o que amplia a transparência, a credibilidade e a capacidade de relacionamento comercial do profissional. A constituição de pessoa jurídica também possibilita a contratação de equipe, o estabelecimento de parcerias estratégicas e a expansão estruturada do negócio.

No que se refere à tributação, a pessoa jurídica pode ser enquadrada em diferentes regimes, sendo os mais comuns para os serviços de saúde o Simples Nacional, o Lucro Presumido e o Lucro Real. No Simples Nacional, a tributação ocorre de forma unificada, com alíquotas que, em média, variam entre 6% e 18%, dependendo do faturamento, do anexo aplicável e da folha de pagamento. Já no Lucro Presumido, a carga tributária efetiva costuma situar-se em torno de 13,33% a 16%, oferecendo maior previsibilidade e, em muitos casos, uma relação mais equilibrada entre tributação e margem de lucro. No Lucro Real, a apuração para cálculo do imposto é feita a partir do lucro líquido contábil da empresa, ajustado por adições e exclusões previstas em lei.

Entre as vantagens da atuação como pessoa jurídica destacam-se a redução significativa da carga tributária em comparação à pessoa física, a possibilidade de crescimento estruturado e um melhor posicionamento profissional perante o mercado, fornecedores e parceiros. A formalização como empresa amplia o acesso a contratos, financiamentos e estratégias de expansão, tornando-se um diferencial competitivo importante.

Em contrapartida, esse modelo envolve maior burocracia e custos adicionais, especialmente relacionados à contabilidade, ao cumprimento de obrigações fiscais e ao atendimento às exigências legais. Ainda assim, para profissionais da saúde com faturamento médio ou elevado, ou que tenham objetivos de crescimento e consolidação no mercado, a atuação como pessoa jurídica tende a representar uma escolha mais estratégica e sustentável no longo prazo.

A reforma tributária e a tributação dos serviços de saúde a partir de 2026

A promulgação da Emenda Constitucional nº 132/2023 e a edição da Lei Complementar nº 214/2025 inauguraram uma das mais profundas transformações do sistema tributário brasileiro nas últimas décadas. Para os serviços de saúde, essa mudança representa tanto desafios quanto oportunidades, exigindo dos profissionais, clínicas e consultórios uma compreensão mais estratégica da tributação e do modelo de organização do negócio.

A reforma substitui um sistema fragmentado e cumulativo por um modelo baseado no Imposto sobre Valor Agregado (IVA), criando dois novos tributos: a Contribuição sobre Bens e Serviços (CBS), de competência federal, que substitui o PIS e a COFINS, e o Imposto sobre Bens e Serviços (IBS), de competência estadual e municipal, que substitui o ICMS e o ISS. Ambos passam a ser cobrados de forma não cumulativa, permitindo o aproveitamento de créditos sobre insumos e despesas tributadas ao longo da cadeia.

Em tese, a não cumulatividade promove neutralidade econômica e reduz distorções. No entanto, no setor de saúde, esse princípio encontra limitações práticas relevantes. A maior parte dos custos operacionais de clínicas e consultórios está concentrada em itens que não geram crédito tributário, como folha de pagamento, pró-labore, encargos trabalhistas, aluguel, energia elétrica e serviços de terceiros. Assim, embora o modelo permita o crédito, o impacto líquido da tributação dependerá diretamente da estrutura de custos de cada serviço de saúde.

Reconhecendo o caráter essencial da saúde, o legislador incluiu os serviços médicos no Anexo X da Lei Complementar nº 214/2025, garantindo uma redução de 60% nas alíquotas do IBS e da CBS.

Na prática, considerando uma alíquota padrão estimada em torno de 28%, os serviços de saúde passarão a ser tributados a uma carga aproximada de 11%. Essa redução busca evitar o repasse excessivo de custos ao cliente e preservar a sustentabilidade econômica do setor, especialmente em um contexto de aumento contínuo dos custos assistenciais.

Apesar dessa alíquota favorecida, a reforma não elimina a necessidade de planejamento tributário. Pelo contrário, ela torna ainda mais relevante a análise criteriosa sobre a forma de atuação do profissional da saúde como pessoa física ou pessoa jurídica e, no caso de PJ, a escolha do regime tributário mais adequado.

A atuação como pessoa física, tradicionalmente comum entre médicos e outros profissionais da saúde, passa a enfrentar desafios significativos. A tributação pelo Imposto de Renda da Pessoa Física (IRPF) é progressiva e pode alcançar alíquotas elevadas, especialmente para profissionais com faturamento mensal elevado. Além disso, não há possibilidade de aproveitamento estruturado de créditos tributários, e as despesas dedutíveis são limitadas. Com a reforma, a diferença de carga entre Pessoa Física (PF) e Pessoa Jurídica (PJ) tende a se ampliar, tornando a atuação como pessoa física menos eficiente do ponto de vista tributário em muitos casos.

A constituição de pessoa jurídica, por sua vez, permite maior previsibilidade e planejamento. No Simples Nacional, historicamente utilizado por consultórios e clínicas de pequeno porte, a reforma exige atenção redobrada. Embora o Simples continue existindo, sua atratividade dependerá da compatibilidade entre as alíquotas do regime e a nova lógica do IBS e da CBS. Para clínicas com faturamento mais elevado ou estrutura multiprofissional, o Simples pode deixar de ser a opção mais vantajosa, especialmente quando não permite o aproveitamento de créditos relevantes ou gera alíquotas efetivas superiores às do regime regular.

O Lucro Presumido tende a se consolidar como uma alternativa interessante para muitos serviços de saúde. Nesse regime, a base de cálculo do Imposto de Renda e da Contribuição Social é presumida, o que simplifica a apuração e oferece previsibilidade. Com a aplicação da alíquota reduzida do IBS e da CBS, clínicas médicas, odontológicas e multiprofissionais podem alcançar uma carga tributária global competitiva, desde que mantenham controle rigoroso sobre faturamento, despesas e margens.

Já o Lucro Real, embora mais complexo do ponto de vista contábil e fiscal, pode ser vantajoso para clínicas com margens menores, custos elevados ou investimentos significativos. Nesse regime, a tributação incide sobre o lucro efetivamente apurado, permitindo maior aproveitamento de créditos e compensações. Para estruturas maiores, hospitais-dia, clínicas com alto custo operacional ou forte investimento em tecnologia e pessoal, o Lucro Real pode representar uma alternativa estratégica no novo sistema tributário. Entretanto, o custo com escritório de contabilidade tende a aumentar e deve ser considerado na tomada de decisão.

A escolha entre PF ou PJ, e entre os regimes de tributação da pessoa jurídica, não pode ser feita de forma genérica. Ela deve considerar o faturamento anual, a estrutura de custos, o número de profissionais envolvidos, a possibilidade de geração de créditos, a margem de lucro e os objetivos de crescimento do negócio. A reforma tributária reforça a necessidade de uma gestão profissionalizada, integrada à contabilidade, ao planejamento financeiro e à estratégia do serviço de saúde.

Em síntese, a reforma tributária a partir de 2026 inaugura um novo cenário para os serviços de saúde no Brasil. A alíquota reduzida do IBS e da CBS representa um avanço importante, mas não elimina riscos nem garante automaticamente uma carga tributária menor. O impacto real dependerá das escolhas estruturais feitas por cada profissional ou clínica. Nesse contexto, compreender a legislação, simular cenários e adotar decisões estratégicas passa a ser um elemento central da sustentabilidade econômica e da longevidade dos serviços de saúde.

Checklist prático de decisão tributária (pós-reforma)

Use este checklist como ferramenta diagnóstica:

Faturamento

☐ Até R$ 180 mil/ano

☐ R$ 180 mil a R$ 360 mil

☐ Acima de R$ 360 mil

Acima de R$ 300 mil/ano, PF tende a ser desvantajoso.

Estrutura de custos

☐ Baixo custo fixo

☐ Custos médios

☐ Custos elevados (equipe, aluguel, tecnologia)

Custos elevados favorecem Lucro Real.

Modelo de atuação

☐ Atenderei sozinho

☐ Clínica compartilhada

☐ Clínica multiprofissional

Multiprofissional favorece Lucro Presumido.

Objetivo estratégico

☐Reduzir impostos no curto prazo

☐ Crescer e estruturar

☐ Atrair sócios ou investidores

Crescimento favorece PJ estruturada.

Geração de créditos IBS/CBS

☐ Quase nenhum

☐ Moderado

☐ Relevante

Créditos Moderados favorece Lucro Presumido e Créditos relevantes favorece Lucro real

Risco jurídico e previsibilidade

☐ Aceito risco

☐ Quero previsibilidade e segurança

Segurança favorece PJ com contabilidade robusta.

Conclusão prática

Pessoa Física: tende a ser a opção menos eficiente a partir de determinado faturamento. **Simples Nacional**: útil, mas pode perder atratividade com a reforma tributária de 2026. **Lucro Presumido**: tende a ser o regime mais equilibrado para serviços da saúde **Lucro Real**: estratégico para estruturas maiores e custos elevados

A figura 1 apresenta um quadro resumo da tomada de decisão quanto aao regime tributário a partir da reforma tributária de 2026

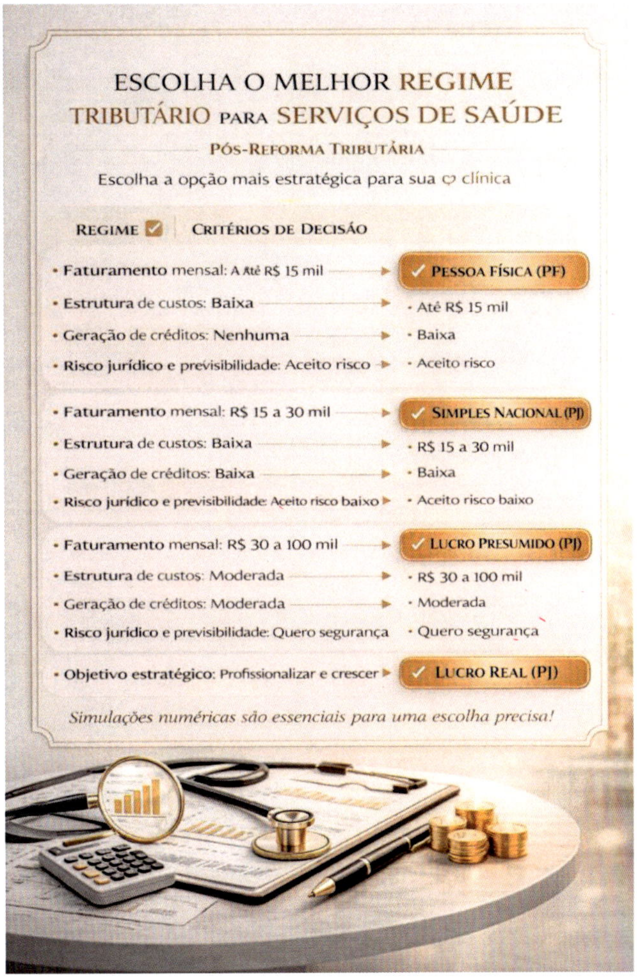

Figura 1: Escolha do Melhor Regime Tributário para Serviços da Saúde

A Reforma Tributária não elimina a complexidade ela muda o tipo de decisão necessária. O profissional de saúde que compreender sua estrutura e escolher o regime adequado terá vantagem competitiva, maior margem e sustentabilidade a longo prazo. Simulações numéricas e o apoio de contador são fundamentais para a tomada da melhor decisão.

Referências Bibliográficas

BRASIL. **Constituição da República Federativa do Brasil de 1988**. Emenda Constitucional nº 132, de 20 de dezembro de 2023. Diário Oficial da União, Brasília, 2023.

BRASIL. **Lei Complementar nº 214, de 16 de janeiro de 2025**. Institui a Contribuição sobre Bens e Serviços (CBS) e o Imposto sobre Bens e Serviços (IBS) e dá outras providências. Diário Oficial da União, Brasília, 2025.

FABRETTI, Laudio Camargo. **Contabilidade tributária**. 16. ed. São Paulo: Atlas, 2021.

HIGUCHI, Hiromi. **Imposto de renda das empresas: interpretação e prática**. 48. ed. São Paulo: IR Publicações, 2023.

MACHADO, Hugo de Brito. **Curso de direito tributário**. 41. ed. São Paulo: Malheiros, 2020.

SEBRAE. **Planejamento tributário para empresas de serviços**. Brasília: Sebrae, 2022.

Capítulo 4 - Exigências Regulatórias para Consultórios da Área da Saúde

A abertura e a manutenção de um consultório de saúde no Brasil exigem atenção rigorosa às normas legais, sanitárias e éticas. O cumprimento das exigências regulatórias garante segurança ao cliente, credibilidade ao profissional e evita sanções administrativas, civis e penais. Este capítulo apresenta as principais obrigações previstas em legislações atualizadas, com foco em ANVISA, conselhos profissionais, obrigações fiscais e registros essenciais.

A conformidade regulatória de um serviço de saúde é um dos pilares fundamentais para a segurança do paciente, a proteção jurídica do profissional e a sustentabilidade do negócio. Mais do que atender a exigências legais formais, o cumprimento dos requisitos regulatórios reflete o compromisso ético com a qualidade da assistência prestada e com a gestão responsável do serviço. A seguir, são abordados de forma detalhada os principais itens regulatórios que compõem um checklist de auditoria de consultórios e clínicas de saúde, permitindo uma visão integrada entre documentação, estrutura, equipamentos, biossegurança e gestão de processos.

No âmbito da documentação, o ponto de partida é a existência de um CNPJ ativo e regular, quando o serviço é prestado por pessoa jurídica. Esse cadastro junto à Receita Federal formaliza a atividade econômica, permite a emissão de notas fiscais e é condição básica para a regularidade fiscal e tributária. Associada a ele, a inscrição municipal é obrigatória para o recolhimento do Imposto Sobre Serviços (ISS) e para o reconhecimento do estabelecimento como prestador de serviços no município onde atua. A ausência dessa inscrição pode gerar autuações, multas e impedimentos operacionais.

O alvará de funcionamento é outro documento essencial, emitido pela prefeitura municipal, que autoriza o exercício da atividade naquele endereço específico. Ele atesta que o local atende às normas urbanísticas, de uso do solo e de segurança previstas pela legislação municipal. Complementarmente, a licença sanitária, concedida pela vigilância sanitária local ou estadual, confirma que o serviço cumpre as normas técnicas e sanitárias aplicáveis à área da saúde, sendo um dos documentos mais críticos do ponto de vista regulatório, pois sua ausência pode resultar na interdição imediata do estabelecimento.

O cadastro no Cadastro Nacional de Estabelecimentos de Saúde (CNES) é obrigatório para serviços de saúde que realizam atendimentos assistenciais, especialmente aqueles que mantêm vínculo com o Sistema Único de Saúde (SUS) ou com operadoras de planos de saúde. Esse registro permite o monitoramento da capacidade instalada, dos profissionais vinculados e dos serviços ofertados. Além disso, o registro da pessoa jurídica no respectivo conselho profissional é indispensável para assegurar que a clínica ou consultório esteja legalmente habilitado a prestar serviços de saúde, conforme as normas éticas e legais da profissão envolvida.

No que se refere à estrutura física, a conformidade começa com a aprovação da planta e do layout do estabelecimento. Esses documentos devem estar alinhados às normas da vigilância sanitária e, quando aplicável, do corpo de bombeiros, contemplando a disposição adequada dos ambientes, fluxos limpos e sujos, áreas de atendimento, esterilização e apoio. A acessibilidade é um requisito legal e ético, devendo o serviço atender às normas vigentes, como rampas de acesso, sanitários adaptados e sinalização adequada para pessoas com deficiência ou mobilidade reduzida, garantindo o acesso universal aos serviços de saúde.

A sinalização interna e externa também desempenha papel relevante na segurança e na orientação de pacientes e profissionais. Placas indicativas de ambientes, rotas de fuga, identificação de riscos e informações obrigatórias contribuem para a organização do espaço e para a prevenção de acidentes, além de serem frequentemente verificadas em processos de fiscalização.

Os equipamentos utilizados no serviço de saúde exigem atenção contínua no que diz respeito à manutenção e à segurança. A manutenção preventiva atualizada é fundamental para garantir o funcionamento adequado dos equipamentos, reduzir falhas e minimizar riscos ao paciente e à equipe. No caso de equipamentos de raio X e outras tecnologias que envolvem radiação ionizante, é obrigatório manter o controle de qualidade, com registros periódicos que atestem a segurança e a eficácia dos aparelhos, conforme normas específicas da vigilância sanitária e da Comissão Nacional de Energia Nuclear.

Os laudos estruturais, quando exigidos, comprovam que o ambiente físico suporta a instalação e o uso dos equipamentos, especialmente aqueles de maior porte ou complexidade. Já os registros de calibração asseguram que os equipamentos de medição e diagnóstico estão fornecendo resultados confiáveis, o que é essencial para a qualidade da assistência e para a segurança clínica.

A biossegurança constitui um eixo central da conformidade regulatória em serviços de saúde. O Plano de Gerenciamento de Resíduos de Serviços de Saúde (PGRSS) deve estar atualizado e refletir a realidade do serviço, descrevendo de forma clara as etapas de segregação, acondicionamento, armazenamento, transporte e destinação final dos resíduos gerados. A existência de contrato com empresa especializada na coleta e destinação de resíduos é obrigatória e deve estar devidamente documentada.

Os registros de esterilização são indispensáveis para comprovar que os materiais reutilizáveis passam por processos adequados de limpeza, desinfecção e esterilização. Esses registros devem incluir dados como data, ciclo, responsável e indicadores utilizados. Os testes biológicos e químicos, realizados periodicamente, validam a eficácia dos processos de esterilização e são exigidos como evidência objetiva de controle de riscos biológicos.

Por fim, os documentos complementares estruturam a gestão da qualidade e a padronização dos processos assistenciais. O Manual de Boas Práticas descreve as rotinas, responsabilidades e princípios que orientam o funcionamento do serviço, servindo como referência para a equipe e como instrumento de avaliação em auditorias. Os Procedimentos Operacionais Padrão (POPs) devem estar atualizados e acessíveis, detalhando passo a passo as atividades críticas, desde o atendimento ao paciente até os processos de limpeza, esterilização e descarte de resíduos.

O treinamento da equipe, devidamente documentado, fecha o ciclo da conformidade regulatória. Registros de capacitações, reciclagens e treinamentos periódicos demonstram que os profissionais estão aptos a executar suas funções de acordo com as normas técnicas, éticas e de segurança. Além de atender às exigências legais, esse investimento fortalece a cultura de qualidade, reduz riscos e contribui para a excelência do serviço de saúde.

Dessa forma, o checklist de conformidade regulatória deve ser compreendido não apenas como um instrumento de fiscalização, mas como uma ferramenta estratégica de gestão, capaz de orientar melhorias contínuas, proteger o profissional e assegurar uma assistência segura, ética e de qualidade aos pacientes.

Exigências Regulatórias Essenciais

Licenciamento e Registros

a) Licença Sanitária (Vigilância Sanitária) Exigida em todos os consultórios e clínicas. Normas baseadas no **RDC 153 e RDC 222 (ANVISA)**.

b) Alvará de Funcionamento Municipal Emitido pela prefeitura.

c) Cadastro no Conselho Nacional de Saúde (CNS) Obrigatório para estabelecimentos assistenciais.

d) Registro no Conselho Profissional Cada profissional deve possuir registro ativo na região na qual exercerá sua atividade profissional. Caso atue em mais de uma jurisdição terá um registro principal e um registro secundário que permite sua atuação em ambos estados:

- CRBM – Biomedicina
- CREFITO – Fisioterapia e TO
- CRM – Medicina
- CRN - Nutrição
- CRO – Odontologia
- CRP – Psicologia

Os consultórios também precisam de inscrição como pessoa jurídica no conselho. Consultórios multiprofissionais precisam de registro nos respectivos conselhos de classe

A figura 1 ilustra de forma resumida o fluxograma para a obtenção das exigências regulatórias essenciais

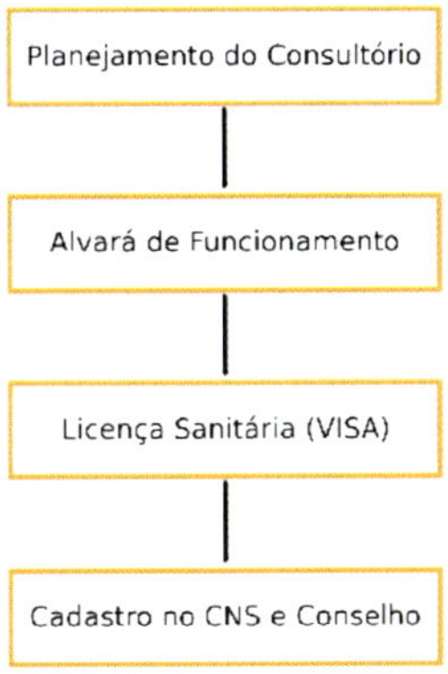

Figura 1: Fluxograma das exigências regulatórias essenciais

Processos de Esterilização e Boas Práticas

A esterilização e o controle de biossegurança seguem normas específicas.

Registros Obrigatórios

Manuais de:

- Higienização e desinfecção
- Esterilização (com indicadores químicos e biológicos)
- Rastreabilidade dos instrumentais
- Controle de autoclaves

Normativas principais:

- **RDC 15/2012 – ANVISA** – Boas práticas de processamento de produtos.
- **RDC 222/2018 – ANVISA** – Gerenciamento de resíduos.

Tratamento de Resíduos em Serviços da Saúde

Todos os consultórios devem ter um Plano de Gerenciamento de Resíduos de Serviços de Saúde (PGRSS).

Exigências:

- Segregação do resíduo no ponto de geração.
- Armazenamento temporário adequado.
- Coleta por empresa autorizada.
- Documentação atualizada.

Norma principal: **RDC 222/2018 (ANVISA)**.

A figura 2 apresenta um fluxograma resumido de um PGRSS.

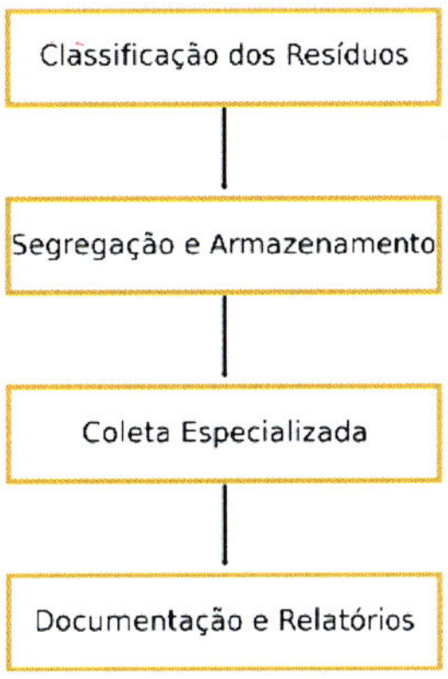

Figura 2. Fluxograma resumido de um PGRSS

Controle de Qualidade de Equipamentos

Equipamentos críticos

- Autoclave
- Compressor odontológico
- Equipamentos de ultrassom
- Monitores

Equipamentos radiológicos

Consultórios que utilizam raio X devem cumprir:

- Normas da CNEN (Comissão Nacional de Energia Nuclear)
- Controle de qualidade periódico
- Dosimetria individual
- Blindagens e laudos técnicos

Normas relevantes:

- **CNEN NN 3.01/2022** – Radioproteção.
- **Portaria 453/1998 – Ministério da Saúde** (atualizada e ainda vigente como referência técnica).

Checklist de Conformidade Regulatória

Exercício Prático – Auditoria do Consultório

Marque **(✓)** para itens cumpridos e **(✗)** para itens pendentes.

Documentação

☐ CNPJ ativo e regular

☐ Inscrição municipal

☐ Alvará de funcionamento

☐ Licença sanitária

☐ Cadastro no CNS

☐ Registro PJ no conselho profissional

Estrutura

☐ Planta e layout aprovados

☐ Acessibilidade conforme normas vigentes

☐ Sinalização adequada

Equipamentos

☐ Equipamentos necessários para a atuação profissional

☐ Manutenção preventiva atualizada

☐ Controle de qualidade dos equipamentos de raio X

☐ Laudos estruturais

☐ Registros de calibração

Biossegurança

☐ PGRSS atualizado

☐ Contrato com empresa de resíduos

☐ Registro de esterilização

☐ Testes biológicos e químicos

Documentos Complementares

☐ Manual de Boas Práticas

☐ POPs atualizados

☐ Treinamento da equipe documentado

Referências Bibliográficas

ANVISA. Agência Nacional de Vigilância Sanitária. **RDC n.º 15, de 15 de março de 2012**. Dispõe sobre requisitos de boas práticas para o processamento de produtos para saúde. Brasília, 2012.

ANVISA. Agência Nacional de Vigilância Sanitária. **RDC n.º 222, de 28 de março de 2018**. Dispõe sobre o gerenciamento de resíduos de serviços de saúde. Brasília, 2018.

BRASIL. **Constituição da República Federativa do Brasil de 1988**. Emenda Constitucional nº 132, de 20 de dezembro de 2023. Diário Oficial da União, Brasília, 2023.

BRASIL. Ministério da Saúde. **Portaria n.º 453, de 1º de junho de 1998**. Diretrizes de proteção radiológica em radiodiagnóstico médico e odontológico. Brasília, 1998.

CNEN. Comissão Nacional de Energia Nuclear. **Norma NN 3.01 – 2022**. Diretrizes de radioproteção. Rio de Janeiro, 2022.

SILVA, R. A.; CARVALHO, L. F. **Boas práticas e biossegurança em consultórios de saúde**. Rio de Janeiro: Elsevier, 2023.

REZENDE, M.; ANDRADE, F. **Gestão regulatória em serviços da saúde**. São Paulo: Manole, 2024.

Capítulo 5- Contratos em Serviços da Saúde: Segurança Jurídica, Sustentabilidade e Proteção Profissional

A prestação de serviços na área da saúde envolve relações complexas, que extrapolam o ato assistencial e exigem segurança jurídica proporcional ao risco técnico, ético e financeiro inerente à atividade. Nesse contexto, os contratos não devem ser compreendidos apenas como instrumentos formais, mas como ferramentas estratégicas de proteção do profissional, da organização e do próprio cliente. A ausência de contratos bem estruturados ou a utilização de modelos genéricos é uma das principais causas de litígios, passivos trabalhistas, inadimplência e questionamentos ético-legais em consultórios e clínicas.

O contrato com o cliente é o primeiro e mais sensível instrumento jurídico de um serviço da saúde. Ele estabelece de forma clara o objeto da prestação, os limites técnicos do serviço, as responsabilidades das partes, as condições financeiras, as formas de pagamento, as políticas de cancelamento, remarcação e reembolso, além das hipóteses de encerramento do vínculo. É fundamental que esse contrato deixe explícito que a obrigação do profissional é de meio, e não de resultado, respeitando a legislação civil e os códigos de ética profissionais.

A clareza contratual reduz significativamente expectativas irreais, insatisfação, judicialização e alegações de propaganda enganosa. Além disso, a formalização escrita fortalece a autonomia profissional e a segurança do cliente, estabelecendo uma relação transparente e equilibrada.

Outro contrato essencial é aquele firmado com prestadores de serviço, como profissionais parceiros, autônomos ou empresas terceirizadas. Nesse caso, o maior risco jurídico reside na caracterização indevida de vínculo empregatício. Para mitigar esse risco, o contrato deve evidenciar a autonomia técnica, a inexistência de subordinação, a liberdade de agenda, a ausência de exclusividade obrigatória e a remuneração vinculada à produção ou à prestação pontual do serviço. Também é indispensável delimitar claramente a responsabilidade técnica de cada profissional pelos procedimentos que executa, deixando expresso que cada prestador responde ética, civil e tecnicamente por seus atos, nos termos de seu conselho de classe. Esse cuidado protege a clínica ou consultório de responsabilizações solidárias indevidas e reforça a governança clínica do serviço.

Os contratos com parceiros estratégicos, como laboratórios, empresas de diagnóstico, fornecedores de tecnologia, serviços de esterilização, marketing ou gestão, cumprem papel igualmente relevante. Eles devem estabelecer de forma inequívoca o escopo da parceria, as obrigações de confidencialidade, a proteção de dados conforme a LGPD, os limites de responsabilidade e a inexistência de sociedade, vínculo trabalhista ou solidariedade automática entre as partes. Parcerias mal definidas são fontes frequentes de conflitos financeiros, uso indevido de marca e responsabilização cruzada por falhas operacionais.

Especial atenção deve ser dada aos contratos de locação de espaço por períodos, prática cada vez mais comum em coworkings da saúde, clínicas compartilhadas e locação por turno ou hora. Nesses contratos, é essencial caracterizar a relação como cessão de uso de espaço físico, sem subordinação, sem ingerência técnica e sem exclusividade. Além disso, deve constar expressamente que o profissional locatário é o único responsável por seus atendimentos, prontuários, obrigações éticas e legais. Um ponto crítico e frequentemente negligenciado é a exigência de que o profissional da saúde que loca o espaço esteja devidamente cadastrado no

Cadastro Nacional de Estabelecimentos de Saúde (CNES), quando aplicável, e regularmente inscrito em seu conselho profissional, garantindo a legalidade da prestação de serviços naquele endereço. A ausência desse cuidado pode resultar em autuações sanitárias, sanções administrativas e questionamentos éticos tanto ao locador quanto ao locatário.

Em todos os tipos contratuais, a prevenção da inadimplência deve ser tratada de forma objetiva, com cláusulas claras sobre prazos de pagamento, multas, juros, correção monetária, suspensão de serviços e rescisão contratual. A previsibilidade financeira é elemento central da sustentabilidade de qualquer serviço da saúde e não deve ser relativizada em nome de relações informais ou excessivamente flexíveis.

Modelos Contratuais (Minutas Orientativas)

(Os modelos abaixo são educacionais e devem ser revisados por advogado especializado antes de uso.)

Modelo 1 – Contrato de Prestação de Serviços de Saúde ao Cliente

Objeto: Prestação de serviços profissionais de saúde, conforme especialidade do contratado.
Natureza da obrigação: Obrigação de meio, não havendo garantia de resultado específico.
Responsabilidades: O profissional compromete-se a atuar conforme boas práticas, evidências científicas e normas éticas.
Remuneração: Valores, formas e prazos de pagamento previamente definidos.
Cancelamento e faltas: Regras claras de aviso prévio e multas.
Inexistência de vínculo: O presente contrato não gera qualquer vínculo empregatício.
Foro: Eleição do foro da comarca do local da prestação do serviço.

Modelo 2 – Contrato com Prestador de Serviço Autônomo da Saúde

Objeto: Prestação de serviços profissionais especializados, de forma autônoma.
Autonomia: O prestador atua com independência técnica, sem subordinação ou exclusividade.
Responsabilidade técnica: Cada parte responde integralmente por seus atos profissionais.
Remuneração: Percentual ou valor por procedimento realizado.
Vínculo trabalhista: Fica expressamente afastada qualquer caracterização de vínculo empregatício.
Rescisão: Mediante aviso prévio contratual.

Modelo 3 – Contrato de Parceria em Serviços da Saúde

Objeto: Cooperação entre as partes para fins específicos, sem constituição de sociedade.
Responsabilidades: Cada parte responde por suas obrigações técnicas, fiscais e éticas.
Confidencialidade e LGPD: Proteção de dados e sigilo profissional.
Vínculo: Não há vínculo trabalhista, societário ou solidariedade automática.
Prazo e rescisão: Definidos contratualmente.

Modelo 4 – Contrato de Locação de Espaço para Atendimento em Saúde

Objeto: Cessão temporária de uso de espaço físico para atendimento profissional.
Natureza: Não caracteriza sociedade, subordinação ou vínculo trabalhista.
Responsabilidade técnica: Integral do profissional locatário.
Regularidade legal: O locatário declara possuir registro ativo no conselho profissional e cadastro no CNES, quando exigido.

Pagamento: Valor por período, com regras de inadimplência.
Rescisão: Conforme condições pactuadas.

Contratos bem estruturados são instrumentos de proteção, profissionalização e longevidade dos serviços da saúde. Eles reduzem conflitos, fortalecem a governança clínica, garantem previsibilidade financeira e preservam a integridade ética do exercício profissional. A maturidade jurídica é parte indissociável da excelência assistencial.

Referências Bibliográficas

BRASIL. **Lei nº 10.406, de 10 de janeiro de 2002**. Institui o Código Civil. Brasília, DF, 2002.

BRASIL. **Lei nº 8.078, de 11 de setembro de 1990**. Dispõe sobre a proteção do consumidor. Brasília, DF, 1990.

BRASIL. **Lei nº 13.709, de 14 de agosto de 2018**. Lei Geral de Proteção de Dados Pessoais (LGPD). Brasília, DF, 2018.

CONSELHO FEDERAL DE MEDICINA. **Código de Ética Médica**. Resolução CFM nº 2.217/2018. Brasília, DF, 2018.

CONSELHO FEDERAL DE ODONTOLOGIA. **Código de Ética Odontológica**. Resolução CFO nº 118/2012. Brasília, DF, 2012.

CONSELHO FEDERAL DE FISIOTERAPIA E TERAPIA OCUPACIONAL. **Código de Ética Profissional**. Brasília, DF, 2020.

ANVISA. **Resolução da Diretoria Colegiada – RDC nº 222, de 28 de março de 2018**. Gerenciamento de resíduos de serviços de saúde. Brasília, DF, 2018.

GAGLIANO, P. S.; PAMPLONA FILHO, R. **Novo curso de direito civil: contratos**. 6. ed. São Paulo: Saraiva, 2022.

REZENDE, D. A.; ABREU, A. F. **Gestão de serviços de saúde**. São Paulo: Atlas, 2021.

Capítulo 6- Segurança do Cliente do Serviço de Saúde

A segurança do cliente nos serviços da saúde constitui um dos pilares fundamentais da qualidade assistencial, da ética profissional e da sustentabilidade dos serviços. Em clínicas e consultórios, a segurança ultrapassa a execução correta de procedimentos técnicos e envolve um conjunto integrado de práticas voltadas à prevenção de riscos, à resposta adequada a emergências e à proteção física, emocional e jurídica do cliente. Em um cenário de maior conscientização social, exigências regulatórias rigorosas e clientes cada vez mais informados, garantir segurança deixou de ser diferencial e tornou-se obrigação estratégica.

A segurança do cliente inicia-se no planejamento do serviço, passa pela organização dos processos e se consolida na rotina diária da equipe. Isso inclui ambientes adequados, equipamentos funcionando corretamente, profissionais capacitados, protocolos claros e registros organizados. O cliente da saúde não busca apenas resolutividade técnica, mas também confiança, previsibilidade e a certeza de que, diante de qualquer intercorrência, o serviço estará preparado para agir de forma rápida, ética e eficaz.

Um dos elementos centrais da segurança é a capacidade de resposta a emergências clínicas. Mesmo em serviços ambulatoriais, onde procedimentos são considerados de baixo risco, intercorrências podem ocorrer, como reações alérgicas, síncopes, crises hipertensivas, hipoglicemias ou eventos cardiorrespiratórios. Por isso, é indispensável que o serviço disponha de equipamentos básicos de primeiros socorros, como oxigênio portátil, ambu, aspirador, desfibrilador externo automático (DEA, quando aplicável), materiais para acesso venoso, glicose, soro fisiológico, medicamentos de emergência compatíveis com a atuação profissional e equipamentos de monitorização básica.

Entretanto, a presença de equipamentos, por si só, não garante segurança. É essencial que os profissionais e a equipe possuam conhecimento técnico atualizado e treinamento periódico em suporte básico de vida (BLS) e, quando pertinente, suporte avançado de vida (ACLS). A segurança do cliente está diretamente relacionada à competência da equipe em reconhecer precocemente sinais de agravamento clínico, iniciar medidas imediatas e acionar corretamente as redes de apoio.

Nesse contexto, a articulação com redes externas de emergência, como o Serviço de Atendimento Móvel de Urgência (SAMU – 192), Corpo de Bombeiros (193) e serviços de resgate locais, deve estar claramente definida. O acionamento dessas redes precisa fazer parte de protocolos internos, com responsabilidades estabelecidas, telefones visíveis, endereços atualizados e rotinas de comunicação treinadas. A improvisação em situações críticas aumenta riscos e compromete a segurança do cliente e do profissional.

A segurança também envolve aspectos de segurança pública e patrimonial, especialmente em clínicas localizadas em áreas de grande fluxo. Controle de acesso, iluminação adequada, organização de horários, atenção à entrada e saída de clientes e profissionais e, quando necessário, sistemas de monitoramento contribuem para um ambiente mais seguro. A percepção de segurança influencia diretamente a experiência do cliente e sua confiança no serviço.

Outro eixo fundamental é a segurança contra incêndios, frequentemente negligenciada em consultórios de pequeno porte. A legislação exige a obtenção de alvarás e certificados de conformidade do Corpo de Bombeiros, a presença de extintores adequados e sinalizados, rotas de fuga desobstruídas, iluminação de emergência e treinamento básico da equipe para evacuação. A ausência desses itens não apenas expõe clientes e profissionais a riscos graves, como também pode resultar em sanções legais e interdições.

Todos esses elementos devem ser respaldados por registros formais, que comprovem a adoção das medidas de segurança. Registros de manutenção de equipamentos, treinamentos realizados, simulações de emergência, certificados de conformidade, contratos de manutenção, protocolos assistenciais e planos de contingência são instrumentos que fortalecem a governança do serviço e protegem o profissional em eventuais questionamentos éticos, administrativos ou judiciais.

A segurança do cliente, portanto, deve ser compreendida como um sistema integrado, que combina estrutura, processos, pessoas e cultura organizacional. Serviços que tratam a segurança de forma proativa não apenas reduzem riscos e eventos adversos, mas também fortalecem sua reputação, aumentam a confiança dos clientes e constroem relações duradouras baseadas em credibilidade e responsabilidade.

A tabela 1 resume os pontos chave da segurança do cliente de Serviços da Saúde

Tabela 1: Pontos chave da segurança do cliente nos serviços da saúde

Dimensão da segurança	Elementos essenciais	Impacto para o cliente e o serviço
Emergência clínica	Equipamentos de primeiros socorros, medicamentos de emergência, protocolos assistenciais	Redução de riscos, resposta rápida e aumento da confiança
Capacitação da equipe	Treinamento em BLS/ACLS, simulações periódicas, atualização técnica	Maior segurança assistencial e menor chance de falhas humanas
Redes de apoio	Integração com SAMU, Bombeiros e serviços de resgate	Agilidade no atendimento de intercorrências graves
Segurança pública	Controle de acesso, organização do fluxo, iluminação e vigilância	Ambiente mais seguro e experiência positiva do cliente
Segurança contra incêndios	Extintores, rotas de fuga, sinalização, alvará do Corpo de Bombeiros	Proteção à vida e conformidade legal
Registros e conformidade	Manutenção de equipamentos, certificados, treinamentos documentados	Segurança jurídica e sustentabilidade do serviço

Checklist Regulatório de Segurança do Cliente

Serviços da Saúde – Clínicas e Consultórios

1. Estrutura física e segurança do ambiente

☐ O espaço possui alvará de funcionamento vigente emitido pelo órgão municipal competente
☐ Existe licença sanitária atualizada, conforme exigências da ANVISA e vigilância local
☐ As áreas de atendimento estão organizadas para evitar quedas, colisões e acidentes
☐ Pisos, degraus e rampas possuem acabamento antiderrapante
☐ A iluminação é adequada em todas as áreas assistenciais e de circulação
☐ Há sinalização clara de banheiros, saídas e áreas restritas
☐ O controle de acesso ao serviço é compatível com o perfil do público atendido

2. Segurança contra incêndios

☐ O serviço possui Auto de Vistoria do Corpo de Bombeiros (AVCB) válido
☐ Existem extintores adequados ao risco, em quantidade e localização corretas
☐ Os extintores estão dentro do prazo de validade e com manutenção registrada
☐ As rotas de fuga estão sinalizadas, desobstruídas e iluminadas
☐ Existe iluminação de emergência em funcionamento
☐ A equipe recebeu orientações básicas de evacuação e combate inicial a incêndio
☐ Há registro documental do treinamento ou orientação realizada

3. Preparação para emergências clínicas

☐ O serviço possui kit de primeiros socorros compatível com os procedimentos realizados
☐ Há oxigênio portátil disponível e em condições de uso
☐ Equipamentos como ambu, aspirador e DEA (quando aplicável) estão disponíveis
☐ Medicamentos de emergência estão armazenados corretamente e dentro da validade
☐ Existe protocolo escrito de atendimento a emergências clínicas
☐ A equipe sabe onde estão os equipamentos e como utilizá-los
☐ São realizados treinamentos periódicos em Suporte Básico de Vida (BLS)

4. Integração com redes externas de apoio

☐ Os telefones do SAMU (192) e Corpo de Bombeiros (193) estão visíveis
☐ O endereço completo do serviço está disponível para comunicação rápida
☐ Existe definição clara de quem aciona o resgate em situações de emergência
☐ A equipe foi orientada sobre quando e como acionar os serviços externos
☐ Há registro de simulações ou orientações realizadas

5. Segurança pública e patrimonial

☐ O serviço possui rotinas de abertura e fechamento seguras
☐ Existe organização adequada de horários para evitar exposição desnecessária
☐ O ambiente externo e interno possui iluminação adequada
☐ Há atenção ao controle de circulação de pessoas nas áreas assistenciais
☐ Casos de incidentes ou ocorrências são registrados formalmente

6. Equipamentos e controle de qualidade

☐ Todos os equipamentos assistenciais possuem registro ou cadastro na ANVISA, quando aplicável

☐ Há cronograma de manutenção preventiva e corretiva dos equipamentos

☐ Os registros de manutenção estão documentados e arquivados

☐ Equipamentos de risco, como aparelhos de raio X, possuem licenças específicas e laudos atualizados

☐ Os profissionais estão capacitados para operar os equipamentos de forma segura

7. Protocolos, registros e rastreabilidade

☐ Existem protocolos assistenciais escritos para os principais procedimentos

☐ Há registros de intercorrências e eventos adversos

☐ Os registros são arquivados de forma segura e sigilosa

☐ Existe política de confidencialidade e proteção de dados

☐ O serviço realiza revisões periódicas dos protocolos e rotinas

8. Cultura de segurança e melhoria contínua

☐ A segurança do cliente é discutida em reuniões ou treinamentos internos

☐ A equipe é estimulada a relatar riscos e oportunidades de melhoria

☐ Há revisão de processos após incidentes ou quase-erros

☐ As ações corretivas são documentadas e acompanhadas

☐ A segurança é integrada à experiência do cliente e à ética profissional

Aplicação estratégica do checklist

Este checklist pode ser utilizado:

- como instrumento de autoavaliação periódica do consultório ou clínica;
- como base para planos de ação corretiva (PDCA, DMAIC ou MIEPS que serão abordados nos próximos capítulos);
- como ferramenta diagnóstica em programas de mentoria profissional;
- como suporte para auditorias internas, acreditação e fiscalização sanitária.

Mais do que cumprir normas, sua aplicação sistemática fortalece a cultura de segurança, protege o cliente, reduz riscos jurídicos e consolida a credibilidade do serviço de saúde.

Referências bibliográficas

BRASIL. Agência Nacional de Vigilância Sanitária. **Segurança do paciente em serviços de saúde: boas práticas**. Brasília, DF: ANVISA, 2023.

BRASIL. Ministério da Saúde. **Programa Nacional de Segurança do Paciente**. Brasília, DF: Ministério da Saúde, 2021.

BRASIL. Ministério da Saúde. **Manual de suporte básico de vida**. Brasília, DF: Ministério da Saúde, 2022.

BRASIL. Corpo de Bombeiros Militar. **Normas de segurança contra incêndio e pânico**. Brasília, DF: CBM, 2023.

DONABEDIAN, Avedis. **The quality of care: how can it be assessed?** JAMA, Chicago, v. 260, n. 12, p. 1743–1748, 1988.

MALIK, Ana Maria; SCHIESARI, Laura Maria C. **Gestão da qualidade e segurança em serviços de saúde**. São Paulo: Manole, 2020.

ORGANIZAÇÃO MUNDIAL DA SAÚDE. **Patient safety: global action plan 2021–2030**. Geneva: WHO, 2021.

REASON, James. **Managing the risks of organizational accidents**. Aldershot: Ashgate, 1997.

Capítulo 7- Gestão de Pessoas em Serviços da Saúde

A gestão de pessoas em serviços da saúde assume um papel estratégico que vai muito além da administração de recursos humanos. Em clínicas e consultórios, as pessoas são parte indissociável da experiência do cliente, da segurança assistencial e da sustentabilidade do negócio. Diferentemente de outros setores, a qualidade técnica, o comportamento ético e a postura relacional da equipe impactam diretamente nos resultados clínicos, na percepção de valor do serviço e na reputação profissional. Assim, gerir pessoas na saúde exige método, intencionalidade e alinhamento entre competências técnicas, valores e objetivos organizacionais.

O processo seletivo é o primeiro grande filtro estratégico da gestão de pessoas. Contratações realizadas apenas com base em currículo técnico tendem a gerar desalinhamentos comportamentais, conflitos internos e rotatividade elevada. Em serviços da saúde, é fundamental avaliar não apenas a formação e a experiência prévia, mas também aspectos como postura ética, capacidade de comunicação, empatia, responsabilidade, aderência à cultura do serviço e compreensão do papel que o profissional exerce na jornada do cliente. Um erro recorrente em clínicas é contratar com urgência, sem critérios claros, o que frequentemente resulta em custos ocultos elevados, seja por demissões precoces, queda na qualidade do atendimento ou desgaste da imagem do serviço.

Após a seleção, o onboarding, ou processo de integração, torna-se decisivo para o desempenho e o engajamento do novo membro do time. Um onboarding estruturado reduz insegurança, acelera a adaptação, diminui erros operacionais e fortalece o senso de pertencimento.

Em serviços da saúde, o onboarding deve incluir não apenas rotinas administrativas, mas também protocolos assistenciais, fluxos internos, padrões de atendimento, regras éticas, responsabilidades legais e expectativas de comportamento. Quando negligenciado, o profissional tende a aprender por tentativa e erro, o que compromete a qualidade do serviço e aumenta riscos assistenciais e jurídicos.

O treinamento contínuo é outro pilar essencial da gestão de pessoas na saúde. A rápida evolução científica, tecnológica e regulatória torna obsoletos conhecimentos que não são constantemente atualizados. Além disso, habilidades comportamentais, como comunicação com o cliente, trabalho em equipe, gestão do tempo e postura profissional, exigem desenvolvimento contínuo.

Investir em treinamento não deve ser visto como custo, mas como estratégia de mitigação de riscos, melhoria de desempenho e valorização da equipe. Serviços que negligenciam esse aspecto tendem a apresentar falhas recorrentes, retrabalho e queda na satisfação dos clientes.

A gestão eficaz também pressupõe ajustes constantes e aprimoramento contínuo. Nenhum processo, equipe ou profissional permanece ideal sem revisão periódica. Avaliações de desempenho, reuniões de alinhamento e análise de indicadores operacionais permitem identificar gargalos, corrigir rotas e aprimorar práticas.

A ausência de ajustes gera acomodação, baixa performance e perda gradual de competitividade. Em contrapartida, ambientes que estimulam melhoria contínua criam equipes mais maduras, responsáveis e comprometidas com os resultados do serviço.

Reconhecimento e feedback são elementos centrais para o engajamento e a motivação das equipes. Reconhecer não significa apenas recompensar financeiramente, mas valorizar comportamentos alinhados à cultura, ao cuidado com o cliente e à excelência técnica.

Feedbacks devem ser frequentes, estruturados e baseados em fatos, sempre com foco no desenvolvimento profissional. A ausência de feedback gera insegurança, ruídos de comunicação e sensação de invisibilidade. Já feedbacks mal conduzidos, agressivos ou genéricos tendem a desmotivar e gerar resistência.

A tabela 1 resume os pontos chaves da gestão de pessoas em serviços da saúde.

Tabela 1 – Elementos-Chave da Gestão de Pessoas em Serviços da Saúde

Elemento	Objetivo	Impacto no Serviço
Processo seletivo estruturado	Contratar pessoas alinhadas à cultura	Redução de rotatividade
Onboarding	Integração rápida e segura	Menos erros e retrabalho
Treinamento contínuo	Atualização técnica e comportamental	Melhoria da qualidade
Feedback e reconhecimento	Desenvolvimento e engajamento	Aumento da performance
Ajustes contínuos	Correção de falhas	Sustentabilidade do serviço

É fundamental compreender a diferença entre funcionário, colaborador e parceiro dentro dos serviços da saúde. O funcionário possui vínculo empregatício formal, com subordinação e obrigações legais específicas. O colaborador, embora o termo seja amplamente utilizado, não possui definição jurídica própria e deve ser compreendido como alguém que contribui para o serviço, mas cuja relação precisa ser juridicamente bem caracterizada através de contrato, para evitar passivos trabalhistas. Já o parceiro atua de forma autônoma, sem subordinação, com responsabilidades técnicas próprias e contrato específico. Confundir essas figuras é uma das principais causas de conflitos e problemas jurídicos em clínicas e consultórios.

A tabela 2 resume as diferenças entre funcionários colaboradores e parceiros

Tabela 2 – Funcionário, Colaborador e Parceiro

Categoria	Vínculo	Subordinação	Risco Jurídico
Funcionário	CLT	Sim	Controlado
Colaborador	Indefinido	Variável	Elevado, se mal caracterizado
Parceiro	Contratual/autônomo	Não	Baixo, se bem contratado

Ações de engajamento e motivação devem ser planejadas e coerentes com a realidade do serviço. Ambientes saudáveis são construídos com comunicação eficaz, metas realistas, participação da equipe nas decisões operacionais, oportunidades de desenvolvimento e reconhecimento justo.

Por outro lado, ações desmotivacionais são frequentemente observadas na saúde, como falta de clareza de funções, mudanças constantes sem comunicação, excesso de cobrança sem suporte, favoritismo, ausência de reconhecimento e desrespeito aos limites profissionais. Esses fatores geram desgaste emocional, queda de produtividade e aumento da rotatividade, comprometendo diretamente a experiência do cliente.

A tabela 3 faz uma breve análise comparativa entre as ações motivacionais e desmotivacionais em um serviço da saúde

Tabela 3 – Ações Motivacionais e Desmotivacionais

Ações Motivacionais	**Ações Desmotivacionais**
Reconhecimento justo	Falta de feedback
Comunicação eficaz	Mudanças sem aviso
Treinamento contínuo	Falta de suporte
Participação nas decisões	Favoritismo
Metas realistas	Cobranças excessivas

Exercícios Práticos

Exercício 1 – Diagnóstico da Gestão de Pessoas
Liste sua equipe atual e responda:
– As funções estão claramente definidas?
– Todos passaram por onboarding estruturado?
– Existe treinamento contínuo?
– Feedbacks são realizados com regularidade?

Exercício 2 – Mapeamento de Engajamento
Identifique três ações atualmente praticadas que motivam sua equipe e três que podem estar desmotivando. Elabore um plano de correção para as ações desmotivacionais.

Exercício 3 – Plano de Desenvolvimento da Equipe
Defina, para os próximos seis meses:
– um treinamento técnico;
– um treinamento comportamental;
– um indicador de desempenho a ser acompanhado.

Referências Bibliográficas

CHIAVENATO, Idalberto. **Gestão de pessoas: o novo papel dos recursos humanos nas organizações.** 5. ed. Rio de Janeiro: Atlas, 2021.

DESSLER, Gary*.* ***Administração de recursos humanos.*** 16. ed. São Paulo: Pearson, 2020.

FLEURY, Maria Tereza Leme; FLEURY, Afonso Carlos Corrêa. **Estratégias empresariais e formação de competências.** 3. ed. São Paulo: Atlas, 2019.

MAXIMIANO, Antonio Cesar Amaru. **Teoria geral da administração.** 8. ed. São Paulo: Atlas, 2022.

MARRAS, Jean Pierre. **Administração de recursos humanos: do operacional ao estratégico.** 16. ed. São Paulo: Saraiva, 2020.

BITTAR, Olímpio José Nogueira Viana. **Gestão de serviços de saúde.** 2. ed. São Paulo: Atheneu, 2021.

Capítulo 8 – Precificação

Conforme vimos no capítulo anterior, nem sempre os profissionais da saúde realizam um estudo das demandas do mercado local, ou definem o seu público alvo e estratégias antes de montar seu consultório ou clínica ou ainda decidir trabalhar com colegas ou em um coworking.

Sem planejamento, o empreendimento tem início, sem diretrizes e com o passar do tempo surge a percepção de muito trabalho e rendimento não compatível com o trabalho realizado.

É comum surgirem questionamentos se a escolha da profissão foi a correta. A resposta é que o profissional fez a escolha certa, tem conhecimentos técnico-científicos que o colocam no mercado, porém não observa o seu consultório ou clínica como um empreendimento. Não planeja ações estrategicamente e não realiza a precificação adequada de seus serviços. Isso gera muitas vezes gastos desnecessários e preços que não consideram os honorários profissionais, ou ainda são inferiores ao custo da hora do profissional.

A precificação definindo o valor da hora do atendimento clínico, bem como definindo o valor do investimento do cliente para cada procedimento oferecido pelo profissional, permite um melhor aproveitamento dos resultados do serviço ofertado aos clientes.

A precificação deve considerar os custos fixos, os custos variáveis, o número de horas mensais de funcionamento da clínica ou consultório e a ociosidade não intencional da agenda (por exemplo: clientes que desmarcam de última hora).

Ao definir a tabela de investimentos dos clientes é fundamental ter planilhados os custos do consultório ou clínica e considerar o nível de conhecimento técnico-científico e experiência do profissional. O preço dos serviços, não devem ser definidos pela média da concorrência nos arredores, mas por cálculos que levam em consideração o valor do serviço ofertado ao cliente e a percepção de valor do serviço pelo cliente. Em um mesmo conjunto comercial, a percepção de valor do serviço de dois profissionais pode ser diferente. Isso é o resultado da diferença no atendimento prestado entre os profissionais com conhecimento, experiência, empatia e atenção diferentes.

Se a precificação não foi calculada no planejamento do consultório e o consultório já está em funcionamento, o primeiro passo para uma boa gestão e obtenção de resultados é a correta precificação.

DEFININDO SEU PREÇO

Por que precificar não é apenas fazer conta

Precificar não é apenas descobrir "quanto cobrar", mas entender o valor da sua entrega, os custos que você sustenta e o posicionamento que deseja ocupar. Um preço bem definido garante autonomia, previsibilidade e construção de carreira sustentável.

Preço, custo e valor percebido

- **Custo**: aquilo que você gasta para entregar.
- **Preço**: quanto você cobra.
- **Valor percebido**: quanto o cliente acredita que vale.

A má notícia é que muitos profissionais não sabem calcular nem mesmo os custos e seus preços nem sempre cobrem os custos. Alguns exemplos são atendimentos por determinados convênios que não cobrem o custo da hora utilizada pelo profissional para prestação do serviço. O desconhecimento do custo da hora profissional, pode gerar prejuízos ao consultório ou clínica.

A boa notícia é que o mercado paga por valor. Gerar valor, na prestação do serviço, permite a alteração da precificação.

Como calcular o valor da hora do consultório?

É fundamental compreender o que o valor da hora precisa refletir (além do custo). Quando o pró-labore ou a remuneração do profissional já está incluída nos custos diretos, o valor da hora não serve para "pagar o profissional", mas para:

- Sustentar a estrutura do serviço
- Garantir equilíbrio financeiro
- Permitir reinvestimento
- Absorver riscos, sazonalidade e ociosidade
- Sustentar a estratégia de posicionamento do serviço

Ou seja: o valor da hora não representa o valor de ganho do profissional, mas a capacidade produtiva do negócio.

Para calcular o valor da hora é necessário considerar a retirada mensal do profissional, os custos indiretos, os rateios e os custos invisíveis.

Esses custos existem independentemente de o profissional estar atendendo ou não, e precisam ser diluídos pelas horas produtivas.

A capacidade produtiva real é variável. Um erro comum é considerar: "Tenho 8 horas por dia disponíveis."

Na prática, considere: horas realmente vendáveis, retornos, faltas e cancelamentos, intervalos, tempo improdutivo (gestão, reuniões, organização, ausência do profissional por imprevistos).

Exemplo:

- 8h disponíveis/dia
- 5h efetivamente faturáveis

O valor da hora precisa cobrir o custo do dia inteiro, não apenas das 5 horas com atendimento.

O nível de complexidade e intensidade do serviço também devem ser considerados.

Mesmo com custos semelhantes, serviços diferentes exigem valores de hora distintos, considerando:

- Risco técnico
- Responsabilidade profissional
- Grau de especialização

- Desgaste físico e cognitivo
- Impacto emocional do atendimento

Na saúde, complexidade clínica também é custo, ainda que não apareça na planilha.

O posicionamento estratégico do serviço deve ser considerado. O valor da hora deve estar alinhado ao público-alvo, experiência oferecida, diferenciação percebida e estratégia de marca (acesso × excelência × especialização)

Serviços posicionados como premium não podem ter valor de hora calculado apenas pelo custo, sob risco de inviabilizar o próprio posicionamento.

O papel do valor da hora dentro da fórmula final de precificação

Fórmula utilizada

$$\text{Preço} = \frac{\text{Custo Total}}{(1\text{-}\%\ \text{Impostos} - \%\ \text{Margem}}$$

O valor da hora compõe o custo total, impacta diretamente na margem real e define a capacidade de crescimento

Se o valor da hora for subestimado a margem de lucro vira ilusão, o lucro não se sustenta e o negócio não cresce.

Para validar se o valor da hora está correto, use este checklist prático:

- O serviço se paga mesmo com 50–60% da agenda ocupada?
- Existe sobra financeira para investimento e inovação?
- O valor está alinhado ao público atendido?
- O serviço se mantém sustentável sem sobrecarga do profissional?
- O preço final gera percepção de valor ou apenas competição por preço?

Se alguma resposta for "não", o problema não está na margem, mas no valor da hora.

Em serviços de saúde, quando a retirada do profissional já está incorporada aos custos diretos, o valor da hora deixa de ser uma remuneração e passa a representar a unidade mínima de sustentabilidade do negócio. Ele deve refletir a capacidade produtiva real, os custos indiretos, o posicionamento estratégico e a complexidade do serviço, garantindo equilíbrio financeiro, margem para reinvestimento e coerência com a proposta de valor oferecida ao mercado.

Etapas da Precificação

Etapa 1 — Defina seu valor de retirada/hora

Calcule quantas horas realmente trabalháveis você tem por mês. Importante considerar dessas horas apenas entre 60% e 70% para realizar o cálculo da precificação. Essa ação, já considera retornos, lacunas na agenda, e consultas desmarcadas de última hora. Apure o número de horas produtivas. Considere a retirada mensal do profissional almejada e divida o valor pelo número horas produtivas.

A retirada mensal do profissional entrará na composição do custo total

Etapa 2 — Mapeando seus custos reais

Custos diretos

- Materiais
- Softwares específicos
- Tempo de execução (considerar eventuais retornos)
- Deslocamento, quando houver
- Pessoal envolvido na prestação direta do serviço. Caso você seja o prestador de serviço, considere nessa etapa o valor calculado na etapa 1, o tempo destinado para a entrega do serviço e a complexidade do serviço. Os custos totais com outros profissionais prestadores do serviço e estagiários, deve entrar no cálculo.
- Taxas por transação (MDR - Merchant Discount Rate): O valor percentual cobrado a cada venda realizada (débito, crédito à vista ou parcelado). Varia conforme o tipo de cartão e o número de parcelas (considerar as opções de pagamento que aceitará).

Custos indiretos

- Aluguel do espaço (mesmo home office tem rateio, se o imóvel for próprio, considerar o valor de mercado da locação do espaço)
- Energia elétrica, água, internet, plataformas
- Contabilidade
- Equipamentos
- Depreciação de equipamentos
- Manutenção
- Conselho de classe
- Pessoal de apoio. Considere os custos com profissionais envolvidos no apoio ao serviço (ex: recepção, limpeza, portaria, parceiro).
- Custos administrativos e regulatórios;

Custos invisíveis

- Estudo/investimento em aprimoramento contínuo
- Comunicação com cliente
- Tempo de preparo de sala, relatórios ou análises
- Tempo destinado à gestão do consultório

Todos devem entrar no cálculo. Para facilitar a apuração dos custos, utilize um software de apoio à gestão ou planilhe os custos dos últimos meses. Passe a registrar os custos mensalmente.

Lembre-se que os custos podem alterar no decorrer do semestre, tornando necessária a revisão da precificação.

Considere o rateio dos custos indiretos e invisíveis

Etapa 3 — Margem e impostos

Ao formular o preço final, considere:

- Impostos
- Margem de lucro desejada. A margem de lucro indica a rentabilidade real de um negócio, mostrando quanto sobra das vendas após cobrir custos, sendo crucial para a sustentabilidade, permitindo reinvestimentos, planejamento estratégico, avaliação de eficiência e comparação com concorrentes, garantindo que a empresa tenha caixa para crescer e se manter à longo prazo
- Reserva para imprevistos

Fórmula Final de Precificação

Preço = (Custo Total / (1 – % impostos – % margem))

Simples, direto e replicável.

É importante considerar a porcentagem de imposto, conforme o tipo de tributação de seu empreendimento e a margem de lucro para reinvestimento e investimento desejada. A tabela 1 apresenta um exemplo aplicado.

Tabela 1: Exemplo Aplicado de cálculo do Custo total real

Item	**Valor**
Custos diretos do serviço	R$ 180,00
Custos indiretos/hora produtiva	R$ 120,00
Custos invisíveis/hora produtiva	R$ 100,00
Custo total real	**R$ 400,00**

Suponha:

- impostos = 15%
- margem = 20%

Preço = 400 / (1 – 0,15 – 0,20)
Preço = 400 / 0,65
Preço = R$ 615,38

Ou seja: para esse exemplo, você precisaria cobrar *aproximadamente R$ 620,00* e não R$ 400,00. O preço de cada serviço oferecido pode ser calculado utilizando essa fórmula.

Seu público alvo pagaria esse preço? Essa resposta é determinante para a sustentabilidade do negócio.

FERRAMENTA DE CÁLCULO DO VALOR DA HORA

Serviços da Saúde – Consultórios e Clínicas

Objetivo da ferramenta

Calcular o valor da hora produtiva necessário para sustentar o serviço, cobrir custos, reduzir riscos e viabilizar margem de crescimento, sem confundir valor da hora com remuneração pessoal.

ETAPA 1 – Levantamento dos custos mensais

Custos Diretos (com retirada profissional)

Inclua todos os custos diretamente ligados à execução do serviço. As tabelas 2, 3 e 4 apresentam exemplos resumidos de levantamento de custos diretos, indiretos e invisíveis.

Tabela 2: Custos Diretos

Custos Diretos Mensais	**Valor (R$)**
Insumos clínicos	
Materiais descartáveis	
Laboratórios / exames	
Pró-labore / retirada profissional	
Outros custos diretos	
Total de Custos Diretos (CD)	

Custos Indiretos e Invisíveis

Custos necessários para manter o serviço funcionando, independentemente do atendimento.

Tabela 3: Custos Indiretos

Custos Indiretos Mensais	**Valor (R$)**
Aluguel / condomínio	
Recepção / apoio	
Sistemas (agenda, prontuário)	
Contabilidade	
Marketing	
Energia, água, internet	
Limpeza	
Manutenção / equipamentos	
Outros	
Total de Custos Indiretos (CID)	

Tabela 4: Custos Invisíveis

Custos Invisíveis Mensais	**Valor (R$)**
Aprimoramento profissional	
Comunicação com o cliente	
Análises e Planejamento Clínico	
Gestão do consultório	
Outros custos invisíveis	
Total de Custos Diretos (CI)	

Custo Total Mensal

$$\text{Custo Total Mensal (CT)} = CD + CID + CI$$

ETAPA 2 – Capacidade produtiva real

Aqui está o ponto mais estratégico da ferramenta.

Exemplo:

- 5 dias/semana × 4 semanas = 20 dias
- 8 horas/dia = 160 horas

Horas realmente faturáveis

Considere:

- Intervalos
- Tempo administrativo
- Tempo de análises e planejamento

Exemplo realista:

- 160 horas disponíveis
- 100 horas efetivamente faturáveis

Taxa de ocupação esperada

Recomendação conservadora de 80%, considerando:

- Faltas
- Cancelamentos
- Ausência do profissional por imprevistos

Exemplo:

$$\text{Horas Produtivas Ajustadas} = 100 \times 0{,}8 = 80 \text{ horas}$$

ETAPA 3 – Cálculo do Valor da Hora Sustentável

Fórmula principal:

$$\text{Valor da Hora} = \frac{\text{Custo Total Mensal}}{\text{Horas Produtivas Ajustadas}}$$

Exemplo aplicado:

- Custo Total Mensal: R$ 32.000
- Horas Produtivas Ajustadas: 80h

$$\text{Valor da Hora} = \frac{32.000}{80} = R\$400{,}00/h$$

Esse valor não é salário. É o custo mínimo da hora produtiva para manter o serviço sustentável.

ETAPA 4 – Validação estratégica do valor da hora

Use este checklist:

Pergunta	Sim	Não
O serviço se paga com 70–80% da agenda ocupada?		
Há margem para reinvestimento?		
O valor está alinhado ao público-alvo?		
O preço final gera percepção de valor?		
O profissional não precisa aumentar carga horária para "fechar a conta"?		

Se houver muitos "não", o valor da hora precisa ser ajustado antes da precificação final e isso impactará no recálculo da retirada mensal do profissional.

ETAPA 5 – Integração com a fórmula final de precificação

Depois de definido o valor da hora, aplique:

$$\text{Preço} = \frac{\text{Custo Total do Serviço}}{(1\text{–}\%impostos\text{–}\%margem)}$$

O valor da hora entra como componente estruturante do custo total, garantindo:

- Segurança financeira
- Margem real
- Coerência estratégica

Por que seu preço importa

O preço como pilar da sua autonomia

Definir seu preço de forma consciente significa assumir a liderança sobre seu trabalho, sua carreira e sua saúde financeira. Seu preço é um reflexo direto do valor que você entrega e não apenas do tempo que você investe.

Profissionais que precificam bem têm algo em comum: clareza sobre quem são, o que entregam e para quem entregam.

O preço comunica quem você é no mercado

No universo profissional, seu preço não é só um número é um posicionamento estratégico. Ele diz ao mercado o nível de profundidade da sua entrega, a qualidade percebida, sua senioridade e seu grau de especialização.

Quando você cobra muito menos do que deveria, você comunica insegurança, baixa percepção de valor e falta de clareza.

As barreiras emocionais da precificação

Muitas pessoas "travam" na hora de cobrar por motivos como:

- medo de parecer cara/o
- receio de perder o cliente
- insegurança em relação ao próprio valor
- necessidade de validação
- ausência de método

O objetivo deste livro é transformar essa relação emocional em uma relação estratégica, sustentada por números, posicionamento e clareza.

EXERCÍCIOS

1. **Autoanálise de posicionamento**
   Escreva, em 5 linhas, o que o seu preço atual comunica sobre você no mercado.
2. **Mapa de crenças limitantes**
   Liste 3 pensamentos que dificultam sua precificação e reescreva cada um deles de forma fortalecedora.
3. **Diagnóstico rápido**
   Faça uma lista dos tipos de clientes que seu preço atual tem atraído. Esse é o público que você deseja?

Posicionamento: O que o seu preço comunica

Os 3 níveis de posicionamento por preço

Existem três grandes estratégias possíveis:

Preço de entrada (baixo)

Indicado para: produtos simples, escaláveis ou introdutórios.
Risco: atrair clientes desengajados ou que não veem valor.

Preço intermediário

Indicado para entregas personalizadas, expertise robusta.
É o território da maior parte dos profissionais.

Preço premium

Indicado quando sua especialização é rara, estratégica ou de alto impacto.
Aqui, preço não é um problema, desde que o valor percebido seja coerente com a promessa.

Como elevar o valor percebido

Você aumenta o valor percebido quando aumenta elementos como:

- personalização
- autoridade
- especialização

- entrega diferenciada
- clareza de diferenciais
- segurança do cliente
- experiência da jornada

O discurso que acompanha o preço

Não existe preço forte com discurso fraco. Você precisa sustentar seu preço com clareza da transformação, profundidade da entrega, metodologia e evidências (resultados, depoimentos, projetos).

Como estruturar uma oferta de valor e estratégias de reajuste e aumento de preço

Uma boa oferta contém 5 elementos fundamentais: problema claro que você resolve, transformação prometida, método ou processo, evidências e garantias

Quando aumentar seu preço

Existem sinais claros de que seu preço deve subir como uma alta demanda, excesso de trabalho, clientes que não questionam o valor, margem apertada e melhoria significativa na entrega.

Diante desses quadros o preço deve ser reajustado com uma comunicação profissional que justifique com clareza a evolução da entrega e reforce o valor do serviço. Uma alternativa é oferecer condições de transição.

Antes de realizar um reajuste, faça um checklist revisando a proposta de valor, a transformação do serviço e o novo portfólio.

É normal perder alguns clientes ao reajustar, mas isso geralmente é positivo. Você filtra quem realmente valoriza sua entrega e se reposiciona no mercado.

EXERCÍCIOS

1. **Checklist de aumento**
   Liste 3 sinais que mostram que seu preço já está defasado.
2. **Mensagem de reajuste**
   Escreva um rascunho de comunicação profissional de aumento de preço.
3. **Análise de impacto**
   Quais clientes tendem a permanecer? Quais provavelmente sairão?

Acompanhamento e métricas essenciais

Margem de contribuição - Mostra quanto sobra de cada venda depois dos custos diretos. Se a margem estiver baixa, o preço não está adequado.

Ponto de equilíbrio (break-even) - Número mínimo de vendas necessário para não ter prejuízo.

LTV — Lifetime Value - Quanto cada cliente gera ao longo do relacionamento. Se esse valor for baixo, a experiência do cliente é frágil.

CAC — Custo de Aquisição de Cliente - Quanto você gasta para conquistar um novo cliente. Se esse valor for alto, o Marketing está desalinhado da sua proposta de serviço.

Taxa de conversão - Percentual de pessoas que viram clientes após o contato inicial. Se essa taxa for baixa o discurso precisa ser melhorado.

Essas métricas mostram a "saúde" do seu negócio. Esses dados podem ser utilizados para ajustar sua estratégia. Você pode usar dados para reajustar os preços, decidir onde investir, filtrar clientes, otimizar seus processos ou reduzir dispersão

EXERCÍCIOS

1. **Mapeamento atual**
   Calcule sua margem, CAC e LTV usando dados reais.
2. **Diagnóstico de gargalos**
   Quais métricas estão saudáveis? Quais precisam de atenção?
3. **Plano de ação**
   Crie 3 ações práticas para melhorar suas métricas nos próximos 30 dias.

"Quem precifica mal a hora, trabalha muito, fatura razoavelmente e ainda assim não prospera. O valor da hora é a base invisível da sustentabilidade do serviço."

Referências Bibliográficas

BRASIL. **Agência Nacional de Vigilância Sanitária (ANVISA)**. *Serviços de saúde: gerenciamento de custos e sustentabilidade*. Brasília: ANVISA, 2022.

BRASIL. **Ministério da Saúde**. *Gestão financeira e sustentabilidade de serviços de saúde*. Brasília: Ministério da Saúde, 2021.

BRUNI, Adriano Leal; FAMÁ, Rubens. **Gestão de custos e formação de preços**. 6. ed. São Paulo: Atlas, 2019.

CASTRO, Domingos Pacheco de. **Gestão financeira de clínicas e consultórios**. 2. ed. São Paulo: Atlas, 2020.

CHURCHILL, Neil C.; LEWIS, Virginia L. **Pricing professional services**. Boston: Harvard Business School Press, 2018.

COBRA, Marcos. **Administração de marketing no setor de serviços**. 4. ed. São Paulo: Atlas, 2017.

FITZSIMMONS, James A.; FITZSIMMONS, Mona J. **Administração de serviços: operações, estratégia e tecnologia da informação**. 9. ed. Porto Alegre: AMGH, 2018.

KOTLER, Philip; SHALOWITZ, Joel; STEVENS, Robert J. **Marketing estratégico para a área da saúde**. Porto Alegre: Bookman, 2010.

MARTINS, Eliseu. **Contabilidade de custos**. 11. ed. São Paulo: Atlas, 2018.

OLIVEIRA, Djalma de Pinho Rebouças de. **Planejamento estratégico: conceitos, metodologia e práticas**. 34. ed. São Paulo: Atlas, 2019.

PORTER, Michael E. **Vantagem competitiva: criando e sustentando um desempenho superior**. Rio de Janeiro: Elsevier, 2004.

PORTER, Michael E.; TEISBERG, Elizabeth O. **Repensando a saúde: estratégias para melhorar a qualidade e reduzir os custos**. Porto Alegre: Bookman, 2007.

SEBRAE. **Formação do preço de venda em serviços**. Brasília: SEBRAE, 2023.

SOUZA, Almir Ferreira de; CLEMENTE, Ademir. **Gestão de custos: aplicações operacionais e estratégicas**. São Paulo: Atlas, 2018.

Capítulo 9- Precificação, Valor e Percepção na Prestação de Serviços em Saúde

A análise dos custos é fundamental para definir a precificação do serviço, a experiência do profissional prestador de serviço e a qualidade do serviço prestado também impactam na precificação.

Existe, no entanto, uma diferença significativa entre o preço e o valor do serviço ofertado.

Preço de um serviço é a quantia em dinheiro que um cliente paga pelo serviço prestado. O valor do serviço, não está relacionado com o custo financeiro do mesmo para o cliente.

O valor do serviço considera a expectativa do cliente, a experiência vivenciada pelo cliente durante a obtenção do serviço e os impactos positivos e negativos que esse serviço trouxe para o cliente. Dessa forma, o valor do serviço será diferente para cada cliente.

As expectativas são individuais e a experiência vivenciada pelo cliente durante a obtenção do serviço é única.

Definir processos com padrão de qualidade, ajuda a prever o valor dos serviços prestados na percepção do cliente, porém a experiência vivenciada pelo cliente e a expectativa individual de cada um definirão a percepção de valor do serviço.

A expectativa do cliente é construída baseada nas experiências prévias vivenciadas pelo cliente, nas informações de terceiros, em pesquisas e conhecimento sobre o serviço ofertado. A construção de expectativas pode envolver também o preço do serviço, que poderá estar alinhado à realidade financeira do cliente. A forma de pagamento do serviço ofertado, também pode ser parte da expectativa do cliente, dentre outros fatores individuais.

Oferecer um serviço que atenda às expectativas do cliente não é suficiente para a percepção de valor agregado ao serviço. Dessa forma, é importante conhecer as expectativas de cada cliente quanto ao serviço e superar as expectativas do cliente.

Como está a percepção de valor de seus serviços por seus clientes? Como está o controle do padrão de qualidade dos serviços ofertados? Existem processos que norteiam a prestação dos seus serviços?

Ao estruturar um consultório ou clínica, muitos profissionais concentram-se na escolha dos equipamentos, no layout do ambiente e na divulgação inicial. Porém, um dos pilares mais sensíveis e determinantes para a sustentabilidade do negócio é a precificação estratégica dos serviços. Esse processo vai muito além de "cobrir custos": envolve compreender o posicionamento, a experiência entregue, a percepção de valor do cliente e o impacto que o serviço produz na vida dele.

É essa análise que evita o erro comum de subvalorização quando o profissional cobra menos do que o necessário para sustentar o negócio ou de supervalorização descontextualizada, quando o preço não encontra respaldo na experiência entregue.

Mas a precificação em saúde não pode se limitar ao cálculo financeiro.

A experiência e a expertise do profissional também compõem o preço

Serviços em saúde são baseados em conhecimento técnico-científico, tomada de decisão qualificada e responsabilidade ética. Quanto maior a experiência, especialização e reputação do profissional, maior a percepção de segurança e confiança do cliente e isso influencia diretamente na precificação.

É preciso entender que clientes não pagam apenas por um procedimento: eles pagam pela expertise, pela trajetória, pela habilidade em resolver o problema e pelo cuidado agregado ao serviço.

Preço x valor: a diferença que define a competitividade

Embora preço seja a quantia paga pelo cliente, valor é a percepção subjetiva do benefício recebido.
Essa diferença é fundamental:

- Preço = número
- Valor = significado

Enquanto o preço é fixo, o valor é profundamente individual, varia conforme expectativas, experiências pessoais, referência de mercado e até fatores emocionais.

A tabela a seguir apresenta a distinção entre os dois conceitos:

Tabela 1. Preço x Valor em Serviços de Saúde

Aspecto	**Preço**	**Valor**
Definição	Quantia paga pelo cliente	Percepção subjetiva dos benefícios recebidos
Variação	Fixo	Altamente variável
Influência	Custos, mercado, experiência do profissional	Expectativa, experiência, impacto, confiança
Controle do profissional	Alto	Parcial
Relevância estratégica	Sustentabilidade financeira	Fidelização e recomendação

Como o cliente constrói a percepção de valor

O valor percebido pelo cliente decorre de três pilares: expectativas, experiências vivenciadas e impactos pós-serviço.

As expectativas dos clientes surgem de experiências prévias que podem ser positivas ou negativas. As expectativas também são construídas a partir das recomendações de terceiros, pesquisas online, reputação do profissional e informações transmitidas pelo próprio consultório.

A visão do cliente sobre o preço (se "condiz" com sua realidade e com o que imagina sobre o serviço).

A expectativa é, portanto, uma construção mental prévia e cada cliente chega com sua própria bagagem.

A experiência vivenciada se constrói antes, durante e após a oferta do serviço. É representada pelo conjunto de interações que o cliente tem com o consultório, desde o primeiro contato para agendamento, o atendimento inicial, a clareza das informações fornecidas, a ambiência, o tempo de espera, a postura e comunicação do profissional, a percepção da dor, o conforto, acolhimento e entrega do serviço com humanidade e empatia.

A experiência pode reforçar ou frustrar as expectativas.

Após o serviço, o cliente avaliará a melhora clínica, a resolução do problema, a sensação de segurança, o suporte do profissional após o atendimento, os impactos emocionais e funcionais decorrentes do serviço e a partir desse conjunto definirá o valor do serviço. Ou seja, o valor percebido não é representado apenas pelo resultado técnico do procedimento.

Dessa forma o valor é variável de cliente para cliente.

Cada cliente possui uma referência diferente, assim como níveis variáveis de limites financeiros e de sensibilidade ao preço. As necessidades específicas e as percepções de risco também são individuais, assim como a memória emocional relacionada ao cuidado.

Portanto, é impossível padronizar a percepção de valor, mas é possível elevar a média dessa percepção.

O valor percebido é influenciado por três pilares principais. A tabela 2 apresenta os principais pilares da percepção de valor.

Tabela 2. Pilares da Percepção de Valor

Pilar	**Descrição**	**Exemplos na prática**
Expectativa	O que o cliente imagina receber	Opiniões de amigos, pesquisas na internet, reputação do profissional
Experiência vivenciada	O que acontece durante o atendimento	Pontualidade, acolhimento, clareza da explicação, ambiente
Impacto pós-serviço	Resultado final percebido	Redução da dor, melhora estética, confiança, suporte pós-atendimento

A importância dos processos de qualidade na construção de valor

Embora a percepção seja individual, processos bem definidos reduzem a variabilidade da experiência.

Quando uma clínica tem: um protocolo de atendimento, um padrão de comunicação, realiza adequadamente a gestão de tempo, proporciona um ambiente controlado, possui critérios claros de qualidade e padronização técnica e comportamental, ela garante consistência e consistência gera confiança.

Processos não criam valor isoladamente, mas criam previsibilidade, e essa é um dos maiores geradores de percepção de qualidade.

Atender expectativas não é suficiente: é preciso superá-las. Os clientes satisfeitos retornam. Por outro lado, os clientes encantados retornam e recomendam o serviço.

Por isso, o objetivo não deve ser apenas atender às expectativas, mas sim superá-las. Superar expectativas não significa fazer mais do que é devido, mas entregar algo melhor do que o cliente imaginava, seja em comunicação, cuidado, clareza, suporte, acolhimento ou resultado.

Como está a percepção de valor dos seus serviços por parte de seus clientes?

Para compreender a percepção de valor de seus clientes é importante observar o resultado de pesquisas de satisfação, feedbacks, a recorrência do cliente, a avaliação pós-atendimento, a percepção referente ao preço praticado e como ficou a expectativa versus entrega.

Se você não monitorar esses parâmetros, você ficará no escuro, sem as informações necessárias para compreender qual a percepção de valor de seus serviços.

Ferramentas Práticas para Construção de Valor

A seguir, apresentamos ferramentas de análise e organização utilizadas na consultoria em serviços da saúde. São alguns modelos que podem nortear a análise dos parâmetros de percepção de valor

Analisar as expectativas do cliente antes da prestação do serviço, ajuda o profissional a compreender o direcionamento da entrega para viabilizar um atendimento que supere as expectativas do cliente. Essa avaliação pode ser realizada através de um questionário enviado ao cliente e respondido previamente à consulta, um questionário respondido no local antes da consulta ou como perguntas direcionadas diretamente ao cliente. A ferramenta 1 é um exemplo básico que pode ser aplicada para analisar a expectativa dos clientes antes da entrega do serviço.

Ferramenta 1: Análise de Expectativas do Cliente

Objetivo: identificar expectativas explícitas e implícitas.

Modelo de Perguntas:

1. O que te fez buscar esse serviço?
2. Qual resultado você espera alcançar?
3. Você já realizou esse tipo de atendimento antes? Como foi?
4. Há algo que te preocupa no processo?
5. Qual seria, para você, um atendimento

Após a entrega do serviço a percepção de valor do mesmo pode ser aferida. Um exemplo é o mapa de valor percebido, que pode ser aplicado em diferentes formatos como por exemplo: questionário (Ferramenta 2) e check list (Ferramenta 3).

Ferramenta 2: Mapa do Valor Percebido

Objetivo: entender como o cliente percebe o serviço.

Modelo Simplificado:

- Expectativas do cliente

- Experiência vivenciada
- Emoções e percepções durante o atendimento
- Impactos percebidos após o serviço
- Pontos de encantamento
- Pontos de frustração
- Ações de melhoria

Ferramenta 3: Checklist de Qualidade da Experiência

Objetivo: padronizar processos para reduzir variabilidade.

Checklist:

☐ Atendimento inicial cordial e informativo

☐ Explicação elucidativa do procedimento

☐ Ambiência acolhedora

☐ Tempo de espera adequado

☐ Comunicação pós-atendimento

☐ Processos de biossegurança visíveis

☐ Clareza na precificação e formas de pagamento

☐ Acompanhamento pós-serviço

Como está o controle do padrão de qualidade dos serviços ofertados? Existem processos que norteiam a prestação dos seus serviços?

Além da percepção de valor, por parte dos clientes, é importante realizar o controle de qualidade dos serviços ofertados. Visando um bom controle de qualidade é necessário desenvolver processos.

Os processos são de extrema importância nos serviços da saúde. Garantem qualidade, segurança e eficiência. Com isso, reduzem falhas, desperdícios e otimizam os recursos.

Sem processos, não há consistência. Sem consistência, não há confiança. Sem confiança, não há valor percebido. Sem valor percebido, o preço se torna um problema.

Referências Bibliográficas

BITTAR, Olímpio José Nogueira Viana. **Gestão de serviços de saúde**. 2. ed. São Paulo: Atheneu, 2021.

BRUNI, Adriano Leal; FAMÁ, Rubens. **Gestão de custos e formação de preços**. 6. ed. São Paulo: Atlas, 2019.

COBRA, Marcos. **Administração de marketing no setor de serviços**. 4. ed. São Paulo: Atlas, 2017.

FITZSIMMONS, James A.; FITZSIMMONS, Mona J. **Administração de serviços: operações, estratégia e tecnologia da informação**. 9. ed. Porto Alegre: AMGH, 2018.

GRÖNROOS, Christian. **Marketing: gerenciamento e serviços**. 3. ed. Rio de Janeiro: Elsevier, 2009.

KOTLER, Philip; KELLER, Kevin Lane. **Administração de marketing**. 16. ed. São Paulo: Pearson, 2021.

KOTLER, Philip; SHALOWITZ, Joel; STEVENS, Robert J. **Marketing estratégico para a área da saúde**. Porto Alegre: Bookman, 2010.

LOVELOCK, Christopher; WIRTZ, Jochen; HEMZO, Miguel Angelo. **Marketing de serviços: pessoas, tecnologia e estratégia**. 8. ed. São Paulo: Pearson, 2020.

MARTINS, Eliseu. **Contabilidade de custos**. 11. ed. São Paulo: Atlas, 2018.

MORA, L. S.; ESCOBAR, E. C. **Percepção da qualidade dos serviços de saúde ofertados em clínicas e consultórios no estado de Minas Gerais.** In: NETO, S. E. R.; ESCOBAR, E. C. (org.). *I Simpósio Nacional de Odontologia do Ecossistema Ânima: odontologia em foco*. 1. ed. São Paulo: Ânima Educação, 2024. v. 1, p. 19–23.

OLIVEIRA, G. S.; SANTOS, P. C. R.; LUZ, R.; ESCOBAR, E. C. **Percepção da qualidade dos serviços de saúde ofertados em clínicas e consultórios no estado de São Paulo.** In: NETO, S. E. R.; ESCOBAR, E. C. (org.). *I Simpósio Nacional de Odontologia do Ecossistema Ânima: odontologia em foco*. 1. ed. São Paulo: Ânima Educação, 2024. v. 1, p. 74–83.

PORTER, Michael E. **Vantagem competitiva: criando e sustentando um desempenho superior**. Rio de Janeiro: Elsevier, 2004.

PORTER, Michael E.; TEISBERG, Elizabeth O. **Repensando a saúde: estratégias para melhorar a qualidade e reduzir os custos**. Porto Alegre: Bookman, 2007.

SEBRAE. **Formação do preço de venda em serviços**. Brasília: SEBRAE, 2023.

SANTOS, V. P.; XAVIER, D. P.; ESCOBAR, E. C. **Percepção da qualidade dos serviços de saúde ofertados em clínicas e consultórios no estado da Bahia.** In: NETO, S. E. R.; ESCOBAR, E. C. (org.). *I Simpósio Nacional de Odontologia do Ecossistema Ânima: odontologia em foco*. 1. ed. São Paulo: Ânima Educação, 2024. v. 1, p. 24–28.

SOUZA, J.; ESCOBAR, E. C. **Percepção da qualidade dos serviços de saúde ofertados em clínicas e consultórios na região de Goiás.** In: NETO, S. E. R.; ESCOBAR, E. C. (org.). *I Simpósio Nacional de Odontologia do Ecossistema Ânima: odontologia em foco*. 1. ed. São Paulo: Ânima Educação, 2024. v. 1, p. 14–18.

ZEITHAML, Valarie A. **Consumer perceptions of price, quality, and value: a means–end model and synthesis of evidence**. *Journal of Marketing*, Chicago, v. 52, n. 3, p. 2–22, 1988.

Capítulo 10 – Gestão de Processos em Saúde: Fundamentos, Práticas e Exercícios Aplicados

A gestão de processos em saúde é essencial para assegurar que organizações mantenham fluxos de trabalho eficientes, seguros e alinhados aos objetivos estratégicos. Em um ambiente caracterizado por alta complexidade, aumento da demanda, pressão por resultados e mudanças constantes, compreender e gerenciar processos se torna não apenas necessário, mas decisivo para a sustentabilidade institucional.

Processos bem desenhados contribuem para:

- Redução de desperdícios;
- Minimização de retrabalho;
- Aumento da qualidade e da segurança do paciente;
- Melhor gestão de recursos;
- Consistência assistencial;
- Capacidade de adaptação a novas demandas.

Este capítulo apresenta os principais elementos da gestão de processos, suas metodologias de apoio e exercícios práticos para aplicação imediata em serviços de saúde.

Conceitos Fundamentais da Gestão de Processos

Definida como prática de gerenciamento que organiza o fluxo de trabalho, a gestão de processos visa dar tangibilidade às atividades que compõem a operação de um serviço. Seu foco é decompor e compreender o ciclo produtivo assistencial ou administrativo, identificando entradas, atividades, responsáveis, saídas e indicadores de desempenho.

O grande desafio é tornar visível o que normalmente é tácito: o conjunto de atividades encadeadas que dão origem ao resultado final. Para isso, utiliza-se uma sequência estruturada de ferramentas.

Etapas do Mapeamento de Processos

Mapa de Alto Nível

Representação macro do funcionamento da instituição ou setor. Permite identificar grandes blocos operacionais, como: atendimento inicial, diagnóstico, plano de tratamento, solicitação de exames complementares, tratamento, reavaliação, alta e continuidade do cuidado.

Serve para alinhar a visão entre equipes e delimitar fronteiras de análise.

Mapa de Processos

Mais detalhado que o anterior, organiza processos principais, subprocessos e atividades de apoio.

É útil para identificar os responsáveis de cada interface, determinar as interfaces e reconhecer eventuais gargalos.

Fluxograma

Ferramenta gráfica que ilustra passo a passo o processo. A construção do fluxograma permite a detecção de falhas e desperdícios e facilita a padronização das rotinas. Quando bem delineado o fluxograma pode ser a base de treinamentos, qualificando os colaboradores para a entrega de um serviço de qualidade.

Descrição de Tarefas

Etapa que especifica cada ação, contém informações sobre o que deve ser feito, quem executa, como executa, quais os recursos necessários e quais as saídas esperadas. É a base da padronização da operação.

Medição e Identificação de Lacunas de Desempenho

Após mapear o processo, inicia-se a fase de medições reais o baseline (tempo zero). Essa medição permite identificar:

- Tempos de ciclo;
- Tempos de espera;
- Repetições e retrabalhos;
- Demandas reprimidas;
- Falhas de comunicação;
- Variabilidade do processo.

Comparar o desempenho atual com o desempenho desejado revela lacunas que orientarão o plano de melhoria.

Ferramentas de Melhoria de Processos

Ciclo PDCA (Plan–Do–Check–Act)

Metodologia estruturada da melhoria contínua, amplamente utilizada no setor saúde:

- **Plan**: análise do problema e planejamento da ação;
- **Do**: execução do plano;
- **Check**: verificação dos resultados;
- **Act**: padronização do novo nível de desempenho.

É indicado para problemas recorrentes e processos que necessitam incremento de eficiência.

A implantação do PDCA nos serviços da saúde constitui uma das estratégias mais eficazes para promover melhoria contínua, segurança assistencial e sustentabilidade operacional. Em um setor marcado por alta complexidade, múltiplos processos interdependentes e exigências regulatórias rigorosas, o PDCA oferece uma abordagem estruturada e sistemática para planejar, executar, avaliar e aprimorar rotinas clínicas, administrativas e de apoio, mantendo o foco no valor entregue ao cliente e na qualidade do cuidado.

O PDCA é um ciclo de gestão composto por quatro etapas: Plan (Planejar), Do (Executar), Check (Verificar) e Act (Agir). Seu princípio central é a melhoria contínua por meio de ciclos sucessivos de aprendizagem organizacional. Na saúde, essa lógica é especialmente relevante, pois permite testar melhorias de forma controlada, reduzir riscos e promover padronização sem engessar a prática profissional.

Na etapa **Planejar**, os serviços de saúde identificam problemas, estabelecem objetivos claros, definem indicadores e elaboram planos de ação baseados em dados. Por exemplo, um consultório pode planejar a redução do tempo de espera identificando gargalos no agendamento ou na recepção. Em uma clínica ou hospital, essa fase pode envolver a análise de indicadores de infecção, retrabalho administrativo ou insatisfação do cliente, sempre considerando as exigências regulatórias e os protocolos assistenciais.

A fase **Executar** corresponde à implementação do plano definido, geralmente em pequena escala ou projeto-piloto. Nos serviços da saúde, isso pode significar a aplicação de um novo fluxo de atendimento, a adoção de um protocolo clínico padronizado ou a reorganização de tarefas da equipe. A execução controlada permite observar o comportamento do processo sem comprometer a segurança do cliente, aspecto essencial no setor.

Na etapa **Verificar,** os resultados são medidos e comparados com os objetivos estabelecidos. Indicadores como tempo de atendimento, taxa de faltas, número de eventos adversos, satisfação do cliente e custos operacionais são analisados. Essa fase é fundamental para transformar percepções subjetivas em evidências objetivas, fortalecendo uma cultura de decisões baseadas em dados.

Por fim, a etapa **Agir** consiste em padronizar as melhorias quando os resultados são positivos ou ajustar o plano quando os objetivos não são alcançados. Nos serviços da saúde, essa fase pode resultar na formalização de novos protocolos, treinamentos da equipe, revisão de processos ou redefinição de metas. O ciclo então se reinicia, promovendo aprimoramento contínuo e sustentável.

Os impactos do PDCA nos resultados dos serviços da saúde são amplos e consistentes. Do ponto de vista assistencial, contribui para maior segurança, redução de erros e padronização de boas práticas. Sob a ótica gerencial, promove eficiência operacional, melhor controle de custos e maior previsibilidade dos processos. Para o cliente, os benefícios se refletem em menor tempo de espera, maior clareza na comunicação, sensação de organização e aumento da confiança no serviço. Para as equipes, o PDCA favorece o engajamento, a clareza de papéis e o desenvolvimento de uma cultura de melhoria contínua.

Mais do que uma ferramenta, o PDCA atua como um modelo mental de gestão, incentivando profissionais da saúde a enxergar problemas como oportunidades de aprendizado e evolução. Sua implantação não exige tecnologias complexas, mas sim disciplina, liderança comprometida e envolvimento das equipes, sendo plenamente aplicável a consultórios, clínicas, hospitais e serviços de apoio diagnóstico e terapêutico.

A tabela 1 resume as principais aplicações de PDCA nos Serviços da saúde

Tabela 1: Principais aplicações do PDCA nos serviços da saúde

Área de aplicação	Processo analisado	Problema identificado	Aplicação do PDCA	Resultados esperados
Agendamento e recepção	Fluxo de atendimento	Longo tempo de espera	Planejamento de novo fluxo, teste e padronização	Redução do tempo de espera e maior satisfação
Atendimento clínico	Protocolos assistenciais	Variabilidade na conduta	Planejar e testar protocolos padronizados	Maior segurança e previsibilidade
Qualidade e segurança	Eventos adversos	Incidência recorrente	Análise de causas, ações corretivas e controle	Redução de erros e riscos
Processos administrativos	Faturamento e cobrança	Retrabalho e glosas	Revisão de processos e indicadores	Aumento da eficiência financeira
Gestão de pessoas	Treinamento da equipe	Desalinhamento de práticas	Planejamento e avaliação de capacitações	Equipe mais preparada e engajada
Experiência do cliente	Jornada de atendimento	Insatisfação e reclamações	Melhoria contínua dos pontos de contato	Fidelização e indicação

A utilização do PDCA nos serviços da saúde reforça que excelência não é um estado final, mas um processo contínuo de aprendizado, ajuste e evolução. Quando incorporado à rotina, o ciclo PDCA transforma a gestão em uma prática consciente, estruturada e orientada para resultados sustentáveis, sem perder o foco na qualidade do cuidado e na experiência do cliente.

Lean Six Sigma

Combina Lean (redução de desperdícios) e Six Sigma (redução de variabilidade), trazendo um conjunto robusto de ferramentas para resolução de problemas complexos.

Aplicações na saúde:

- Redução do tempo total de atendimento;
- Melhoria do giro de espaços de atendimento;
- Redução de erros de medicação;
- Otimização de estoques;
- Aumento da previsibilidade assistencial;
- Diminuição de retrabalhos e repetições de coletas.

A implantação do Lean Six Sigma nos serviços da saúde representa uma evolução natural das organizações que buscam excelência assistencial aliada à eficiência operacional e à sustentabilidade econômica. Tradicionalmente associado à indústria, o Lean Six Sigma mostrou-se plenamente aplicável à saúde ao adaptar seus princípios à complexidade dos processos assistenciais, administrativos e de apoio, sempre com foco na segurança, no valor percebido pelo cliente e na redução de desperdícios.

O Lean tem como essência a eliminação de atividades que não agregam valor ao cliente, como retrabalho, espera excessiva, movimentações desnecessárias, estoques mal dimensionados e processos burocráticos redundantes. Já o Six Sigma concentra-se na redução da variabilidade e dos erros, utilizando dados e métodos estatísticos para melhorar a previsibilidade e a qualidade dos processos. Quando integrados, formam um modelo robusto de gestão que permite analisar, padronizar, monitorar e aprimorar continuamente os serviços da saúde.

Nos serviços da saúde, a aplicação do Lean Six Sigma começa pela visão de processos, entendendo o atendimento como uma cadeia de atividades interdependentes, desde o primeiro contato do cliente até o desfecho do cuidado. Por exemplo, em um consultório ou clínica, o método pode ser aplicado para reduzir o tempo de espera no agendamento e no atendimento, melhorar o fluxo de clientes, diminuir faltas e cancelamentos, padronizar protocolos assistenciais e administrativos, otimizar o uso de insumos e aumentar a produtividade da equipe sem comprometer a qualidade técnica.

Outro exemplo relevante é a aplicação em processos diagnósticos e terapêuticos, onde a variabilidade excessiva pode gerar retrabalho, atrasos e risco assistencial. O uso do ciclo DMAIC (Definir, Medir, Analisar, Melhorar e Controlar) permite identificar causas-raiz de falhas, como erros de comunicação, ausência de protocolos claros ou inadequação de recursos, promovendo melhorias sustentáveis. Em ambientes hospitalares, o Lean Six Sigma é amplamente utilizado para reduzir infecções relacionadas à assistência, melhorar a gestão de leitos, otimizar o fluxo do centro cirúrgico e aprimorar a segurança do cliente.

Os impactos do Lean Six Sigma nos resultados dos serviços da saúde são significativos. Do ponto de vista assistencial, há aumento da segurança, redução de eventos adversos e maior previsibilidade dos processos. Sob a ótica gerencial, observa-se redução de custos operacionais, melhor aproveitamento de recursos, aumento da produtividade e maior controle dos indicadores de desempenho. Para o cliente, os ganhos se traduzem em menor tempo de espera, maior clareza no atendimento, sensação de organização e confiança no serviço. Para os profissionais, o método contribui para redução de estresse, maior clareza de papéis e fortalecimento da cultura de melhoria contínua.

Mais do que uma metodologia, o Lean Six Sigma promove uma mudança cultural nos serviços da saúde, estimulando decisões baseadas em dados, envolvimento das equipes e foco permanente no valor entregue ao cliente. Sua implantação não exige, necessariamente, grandes investimentos, mas sim compromisso da liderança, capacitação adequada e disciplina na gestão dos processos.

A tabela 2 resume as principais aplicações do Lean Six Sigma nos serviços da saúde

Tabela 2: Principais aplicações do Lean Six Sigma nos serviços da saúde

Área de aplicação	Processo analisado	Problema comum	Aplicação do Lean Six Sigma	Benefícios gerados
Agendamento e recepção	Marcação de consultas e fluxo de atendimento	Longas esperas e faltas	Mapeamento de fluxo, padronização e indicadores	Redução de tempo de espera e aumento da satisfação
Atendimento clínico	Protocolos assistenciais	Variabilidade excessiva	Padronização baseada em dados (DMAIC)	Maior segurança e previsibilidade
Processos administrativos	Faturamento e cobrança	Retrabalho e erros	Análise de causas-raiz e controle	Redução de glosas e inadimplência
Gestão de insumos	Compras e estoque	Desperdício e falta de materiais	Eliminação de desperdícios e balanceamento	Redução de custos e maior eficiência
Qualidade e segurança	Eventos adversos	Falhas recorrentes	Monitoramento de indicadores e melhoria contínua	Redução de riscos assistenciais
Experiência do cliente	Jornada de atendimento	Insatisfação e reclamações	Análise da jornada e melhoria dos pontos de contato	Fidelização e indicação

A adoção do Lean Six Sigma nos serviços da saúde reforça que eficiência, qualidade e humanização não são conceitos opostos, mas complementares. Quando processos são bem desenhados, monitorados e continuamente aprimorados, o profissional pode dedicar mais tempo ao cuidado, o cliente vivencia uma experiência superior e o serviço alcança sustentabilidade e excelência.

Metodologia DMAIC

O ciclo DMAIC orienta projetos estruturados de melhoria:

1. Define (Definir): delimitar problema, objetivos e requisitos do cliente (paciente, profissional, gestor).
2. Measure (Medir): coleta de dados e estabelecimento da linha de base.
3. Analyze (Analisar): identificar causas raiz.
4. Improve (Melhorar): implementar soluções.
5. Control (Controlar): manter ganhos e evitar regressões.

A implantação da metodologia DMAIC nos serviços da saúde representa uma abordagem estruturada, analítica e orientada a dados para a melhoria contínua dos processos assistenciais e administrativos. Originada no Six Sigma, a metodologia DMAIC: Definir, Medir, Analisar, Melhorar (Improve) e Controlar. É especialmente adequada ao setor da saúde, onde a variabilidade dos processos, o risco assistencial e a necessidade de previsibilidade exigem decisões fundamentadas em evidências e não apenas em percepções.

Na fase **Definir**, o serviço de saúde identifica claramente o problema a ser tratado, estabelece o escopo do projeto, define os objetivos e compreende as necessidades do cliente. Em um consultório ou clínica, por exemplo, essa etapa pode envolver a definição de um problema como alto índice de faltas, atrasos no atendimento ou insatisfação dos clientes com a comunicação. A clareza nessa fase evita desperdício de esforço e direciona o projeto para impactos relevantes.

A etapa **Medir** consiste na coleta sistemática de dados confiáveis sobre o processo em análise. Nos serviços da saúde, isso pode incluir a medição de tempos de atendimento, taxas de cancelamento, número de erros administrativos, indicadores de qualidade assistencial ou custos operacionais. A mensuração permite compreender o desempenho real do processo e estabelece uma linha de base contra a qual as melhorias serão avaliadas.

Na fase **Analisar**, os dados coletados são examinados para identificar causas-raiz dos problemas. Ferramentas como diagrama de Ishikawa, análise de Pareto e mapeamento de processos são amplamente utilizadas. Em um ambiente de saúde, essa etapa pode revelar, por exemplo, que atrasos no atendimento não estão relacionados à agenda em si, mas à falta de padronização no tempo de consulta, falhas na comunicação da equipe ou inadequação de recursos. Essa análise profunda evita soluções superficiais e correções paliativas.

A etapa **Melhorar** concentra-se no desenvolvimento e na implementação de soluções que atuem diretamente sobre as causas-raiz identificadas. Nos serviços da saúde, as melhorias podem incluir a reorganização do fluxo de atendimento, a padronização de protocolos, a automação de processos administrativos ou o treinamento direcionado das equipes. Essa fase frequentemente utiliza testes controlados ou projetos-piloto para reduzir riscos e garantir a segurança do cliente.

Por fim, a fase **Controlar** assegura que as melhorias implantadas sejam sustentadas ao longo do tempo. Isso envolve a definição de indicadores de desempenho, rotinas de monitoramento, padronização de processos e capacitação contínua da equipe. Nos serviços da saúde, essa etapa é fundamental para evitar a reincidência de falhas, garantir conformidade regulatória e consolidar uma cultura de melhoria contínua.

Os impactos da metodologia DMAIC nos resultados dos serviços da saúde são expressivos. Do ponto de vista assistencial, contribui para maior segurança, redução de variabilidade clínica e melhoria da qualidade do cuidado. Sob a ótica gerencial, promove eficiência operacional, redução de custos, melhor uso dos recursos e maior previsibilidade dos processos. Para o cliente, os benefícios se traduzem em melhor experiência, menor tempo de espera, maior clareza na comunicação e aumento da confiança no serviço. Para as equipes, a metodologia favorece decisões baseadas em dados, maior clareza de responsabilidades e redução de retrabalho.

A aplicação do DMAIC nos serviços da saúde reforça a transição de uma gestão reativa para uma gestão proativa e científica. Mais do que resolver problemas pontuais, a metodologia cria uma base sólida para a excelência operacional e a sustentabilidade dos serviços, alinhando qualidade, eficiência e valor percebido pelo cliente.

A tabela 3 resume as principais aplicações do DMAIC nos serviços da saúde

Tabela 3: Principais aplicações da metodologia DMAIC nos serviços da saúde

Área de aplicação	**Processo analisado**	**Problema comum**	**Aplicação do DMAIC**	**Benefícios gerados**
Agendamento e recepção	Fluxo de atendimento	Atrasos e faltas	Definição de metas, análise de causas e padronização	Redução do tempo de espera
Atendimento clínico	Protocolos assistenciais	Variabilidade excessiva	Padronização baseada em dados	Maior segurança e qualidade
Processos administrativos	Faturamento e cobrança	Erros e retrabalho	Análise de causas-raiz e controle	Aumento da eficiência financeira
Qualidade e segurança	Eventos adversos	Falhas recorrentes	Monitoramento contínuo	Redução de riscos assistenciais
Gestão de insumos	Compras e estoque	Desperdícios	Melhoria do planejamento e controle	Redução de custos
Experiência do cliente	Jornada de atendimento	Insatisfação	Ajustes baseados em indicadores	Fidelização e indicação

A metodologia DMAIC, quando aplicada de forma consistente nos serviços da saúde, fortalece a cultura de melhoria contínua, eleva o nível de maturidade da gestão e contribui decisivamente para a entrega de serviços mais seguros, eficientes e alinhados às expectativas do cliente.

A gestão moderna dos serviços da saúde exige metodologias que sejam, ao mesmo tempo, estruturadas, flexíveis e orientadas a resultados. Nesse contexto, PDCA, Lean Six Sigma e DMAIC não devem ser vistos como métodos concorrentes, mas como abordagens intersectantes e complementares, capazes de atuar de forma integrada para promover eficiência operacional, segurança assistencial e sustentabilidade. Compreender seus pontos em comum e suas diferenças permite extrair o melhor de cada metodologia e adaptá-las à realidade complexa dos serviços da saúde.

O PDCA é a base conceitual da melhoria contínua. Seu grande valor está na simplicidade, na lógica cíclica e na capacidade de ser aplicado em qualquer nível da organização, desde pequenas rotinas operacionais até processos estratégicos. Ele estimula a cultura de planejamento, execução controlada, verificação sistemática e ajuste contínuo, sendo especialmente útil para padronizar processos e manter melhorias ao longo do tempo. Na saúde, o PDCA favorece a disciplina operacional, a conformidade regulatória e a consolidação de boas práticas.

O Lean Six Sigma, por sua vez, amplia essa lógica ao integrar dois focos essenciais: a eliminação de desperdícios (Lean) e a redução da variabilidade e dos erros (Six Sigma). Seu diferencial está na visão profunda de processos, na centralidade do valor para o cliente e no uso intensivo de dados. Enquanto o Lean questiona tudo o que não agrega valor ao cliente, o Six Sigma busca previsibilidade e estabilidade, aspectos críticos para a segurança assistencial. Na saúde, o Lean

Six Sigma atua com grande impacto em fluxos de atendimento, gestão de recursos, qualidade e segurança.

A metodologia DMAIC pode ser compreendida como a espinha dorsal operacional do Six Sigma, oferecendo um roteiro detalhado para a condução de projetos de melhoria. Diferentemente do PDCA, que é mais amplo e cíclico, o DMAIC aprofunda-se na análise de causas-raiz, na mensuração rigorosa e no controle sustentado dos resultados. Em serviços da saúde, o DMAIC é especialmente indicado para problemas complexos, recorrentes e de alto impacto, como eventos adversos, falhas administrativas sistêmicas e ineficiências financeiras.

Pontos em comum entre PDCA, Lean Six Sigma e DMAIC

As três metodologias compartilham fundamentos essenciais. Todas são orientadas à melhoria contínua, utilizam processos como unidade central de análise, valorizam a mensuração de resultados e estimulam decisões baseadas em dados, ainda que em diferentes níveis de profundidade. Além disso, dependem do engajamento das equipes e da liderança para gerar resultados sustentáveis, aspecto particularmente relevante nos serviços da saúde, onde o fator humano é determinante.

Pontos complementares

As metodologias se complementam em escopo e profundidade. O PDCA oferece a estrutura cíclica e cultural da melhoria contínua; o Lean Six Sigma adiciona a visão de valor e eficiência, eliminando desperdícios e variabilidade; e o DMAIC aprofunda a análise técnica e estatística, garantindo soluções robustas e sustentáveis. Enquanto o PDCA é ideal para manutenção e aprimoramento de rotinas, o DMAIC é mais indicado para projetos específicos de maior complexidade, e o Lean Six Sigma conecta ambos à estratégia e à experiência do cliente.

Construção de um método próprio aplicado à saúde

A partir dessas intersecções, é possível estruturar um **método proprietário de gestão em saúde** que integre o melhor de cada abordagem, respeitando a realidade assistencial, regulatória e humana do setor. Esse método foi denominado **Método Integrado de Excelência em Processos de Saúde (MIEPS)**.

No MIEPS, a lógica do PDCA atua como o ciclo contínuo de gestão, sustentando a disciplina organizacional e a padronização. O Lean orienta permanentemente o olhar para o valor entregue ao cliente, eliminando desperdícios e simplificando fluxos. O DMAIC é acionado de forma estruturada sempre que problemas complexos, críticos ou recorrentes são identificados, garantindo análise profunda e controle dos resultados. O Six Sigma assegura a redução da variabilidade e o aumento da previsibilidade dos processos críticos.

Esse método integrado permite que serviços da saúde utilizem ferramentas simples para melhorias rotineiras e, ao mesmo tempo, disponham de abordagens robustas para desafios estratégicos. Ele promove uma gestão mais madura, na qual eficiência, segurança, experiência do cliente e sustentabilidade financeira deixam de ser objetivos isolados e passam a ser dimensões integradas de um mesmo sistema.

Ao unir PDCA, Lean Six Sigma e DMAIC em um método próprio, os serviços da saúde conseguem transformar a melhoria contínua em prática cotidiana, alinhar gestão e cuidado e criar uma cultura organizacional orientada à excelência, sem perder de vista a ética, a humanização e o propósito do cuidar.

Exercícios Práticos Aplicados à Saúde

Exercício 1 — Mapeamento de Alto Nível

Escolha um setor: **Recepção, Consultório, Esterilização ou Estoque**.

1. Identifique as 5 macroetapas principais.
2. Monte um diagrama simples com cada macroetapa em sequência.
3. Liste os principais clientes internos e externos de cada etapa.

Objetivo: visão sistêmica imediata do fluxo assistencial.

Exercício 2 — Construção de Fluxograma

Selecione um processo específico: ex.: **agendamento de consultas**.

1. Liste cada passo do processo atual.
2. Defina responsáveis por cada atividade.
3. Desenhe o fluxograma utilizando:
    - Retângulo (atividade)
    - Losango (decisão)
    - Setas (fluxo)

Objetivo: identificar retrabalhos e gargalos.

Exercício 3 — Coleta de Linha de Base

Escolha um indicador simples:

- Tempo de espera na recepção;
- Tempo para realizar exame clínico;
- Tempo de liberação do consultório

1. Coletar dados por 5 a 7 dias.
2. Calcular média, mediana, mínimo e máximo.
3. Identificar variações e padrões.

Objetivo: criar medição real para projetos de melhoria.

Exercício 4 — Aplicando o PDCA

Selecione um problema comum do serviço, como:

- Atraso nas consultas;

- Perda de prontuários;
- Exames que retornam incompletos.

1. **Plan**: descreva o problema, objetivo e causas prováveis.
2. **Do**: implemente uma pequena mudança piloto.
3. **Check**: compare antes e depois.
4. **Act**: padronize a solução se eficaz.

Objetivo: criar pequenos ciclos de melhoria contínua.

Exercício 5 — Mini–Projeto DMAIC

Problema sugerido: tempo de espera acima do aceitável antes do atendimento.

- **Define**: descreva impacto, escopo e equipe.
- **Measure**: registre 20 tempos de espera (diferentes clientes).
- **Analyze**: use o diagrama de Ishikawa.
- **Improve**: proponha ações de melhoria.
- **Control**: defina indicadores de acompanhamento.

Objetivo: vivenciar a lógica completa de um projeto estruturado.

A gestão de processos é uma competência central para qualquer instituição de saúde que busca eficiência, segurança e sustentabilidade. O uso de metodologias estruturadas, aliado à mensuração adequada e ao engajamento das equipes, permite ganhos significativos de desempenho. A aplicação dos exercícios deste capítulo serve como ponto de partida para o desenvolvimento de uma cultura de melhoria contínua.

Referências Bibliográficas

ABREU, A. F.; CORRÊA, H. L.; CORRÊA, C. A. **Administração de Operações: manufatura e serviços.** 3. ed. São Paulo: Atlas, 2018.

GEORGE, M. L. **Lean Six Sigma for Service: How to Use Lean Speed and Six Sigma Quality to Improve Services and Transactions.** New York: McGraw-Hill, 2003.

OHNO, T. **O Sistema Toyota de Produção: além da produção em larga escala.** Porto Alegre: Bookman, 1997.

PAVAN, F. R. Ensino Einstein. **Gestão de Processos na Saúde: Lean Six Sigma.** São Paulo: Hospital Israelita Albert Einstein, 2023.

WERKEMA, M. C. C. **Lean Seis Sigma: Introdução às Ferramentas do Lean Manufacturing.** 2. ed. Rio de Janeiro: Elsevier, 2016.

WERKEMA, M. C. C. **Método DMAIC: técnicas avançadas.** Rio de Janeiro: Elsevier, 2014.

DEMING, W. E. **Out of the Crisis.** Cambridge: MIT Press, 1986.

ASSOCIAÇÃO BRASILEIRA DE NORMAS TÉCNICAS. *NBR ISO 9001:2015* — **Sistemas de gestão da qualidade — Requisitos.** Rio de Janeiro: ABNT, 2015.

Capítulo 11 - Controle de Qualidade em Serviços de Saúde: Fundamentos, Práticas e Aplicações

O controle de qualidade em serviços de saúde é um conjunto integrado de práticas, técnicas e processos que asseguram que o atendimento prestado aos clientes seja seguro, eficaz, eficiente e alinhado às regulamentações vigentes. Trata-se de uma área estratégica que visa reduzir riscos, prevenir falhas, promover a melhoria contínua e otimizar o uso de recursos, contribuindo diretamente para a excelência operacional e para a sustentabilidade dos serviços de saúde.

A crescente complexidade do cuidado, a demanda por transparência e os avanços tecnológicos reforçam a necessidade de um sistema de qualidade robusto e bem estruturado. Assim, o controle de qualidade torna-se um fator decisivo para organizações que buscam resultados assistenciais superiores e satisfação do usuário.

Objetivos do Controle de Qualidade na Saúde

Segurança do Cliente: Visa prevenir erros, eventos adversos e danos desnecessários, alinhando-se às diretrizes nacionais e internacionais de segurança. Envolve cultura de notificação, barreiras de prevenção e análise sistemática de causas.

Eficácia Clínico-Assistencial: Garante que diagnósticos, tratamentos e intervenções sejam baseados em evidências científicas e gerem os resultados esperados.

Eficiência Operacional: Foca na otimização de recursos humanos, materiais, tecnológicos e financeiros, garantindo melhor relação custo-benefício nas operações de saúde.

Conformidade Regulatória: Assegura o atendimento às normas e legislações de órgãos como ANVISA, Ministério da Saúde, ABNT, além de requisitos de acreditação, como os da ONA.

Humanização e Experiência do Cliente: Busca aprimorar comunicação, acolhimento, conforto e participação ativa do usuário e da família no cuidado.

Pilares da Qualidade em Saúde

Os pilares que estruturam um sistema de qualidade eficiente:

Acessibilidade: facilidade de acesso aos serviços.

Oportunidade: tempo adequado para o atendimento.

Eficácia: obtenção dos resultados clínicos desejados.

Eficiência: uso ótimo dos recursos.

Segurança: prevenção de danos ao cliente.

Foco no Cliente: personalização do cuidado e humanização.

Esses pilares são a base para planejamento, monitoramento e melhoria dos processos.

Ferramentas e Indicadores para o Controle de Qualidade

Indicadores de Desempenho

Os KPIs ou indicadores-chave de desempenho, são instrumentos essenciais para a gestão dos serviços de saúde. O ambiente dos serviços da saúde é de elevada complexidade assistencial, forte regulação, pressão por eficiência e crescente exigência por qualidade e segurança. Os KPIs permitem transformar dados operacionais em informações estratégicas, apoiando a tomada de decisão, o monitoramento de resultados e a melhoria contínua dos processos.

O método **MIEPS** considera os KPIs aplicados a 5 eixos do serviço da saúde e será abordado detalhadamente no próximo capítulo.

Entre os principais indicadores utilizados no setor saúde:

- Taxa de infecção secundária
- Tempo de espera para atendimento
- Taxa de ocupação e giro de espaço de atendimento
- Taxa de retorno
- Satisfação do cliente
- Tempo, para emergências
- Erros de medicação

A escolha dos indicadores deve estar alinhada aos objetivos estratégicos e às necessidades regulatórias.

Ferramentas de Análise e Gestão Aplicadas aos Serviços da Saúde

A complexidade inerente aos serviços da saúde exige métodos estruturados de análise e gestão que permitam identificar falhas, planejar melhorias, acompanhar resultados e sustentar padrões de qualidade ao longo do tempo. Diferentemente de outros setores, os serviços da saúde lidam com variáveis críticas como segurança do cliente, ética profissional, regulação sanitária, trabalho multiprofissional e elevada expectativa de resultado. Nesse contexto, ferramentas clássicas da gestão da qualidade, quando corretamente adaptadas, tornam-se instrumentos estratégicos para aprimorar processos assistenciais, administrativos e de relacionamento com o cliente.

Entre as ferramentas mais consolidadas e aplicáveis destacam-se o Diagrama de Ishikawa, o 5W2H e o ciclo PDCA, que, de forma integrada, permitem diagnóstico, planejamento, execução, monitoramento e padronização das melhorias.

Diagrama de Ishikawa (Espinha de Peixe ou Diagrama dos 6M)

O Diagrama de Ishikawa é uma ferramenta visual de análise de causa raiz amplamente utilizada para compreender a origem de problemas complexos. Nos serviços da saúde, ele é especialmente útil para investigar eventos adversos, falhas assistenciais, retrabalho, atrasos no atendimento, insatisfação do cliente, desperdícios de recursos ou não conformidades sanitárias.

A lógica do diagrama consiste em representar o problema principal na "cabeça do peixe" e, ao longo da espinha dorsal, agrupar as possíveis causas em categorias conhecidas como 6M: Método, Mão de obra, Máquina, Material, Meio ambiente e Medida.

No contexto de um consultório ou clínica, o eixo Método pode revelar falhas em protocolos clínicos, ausência de fluxos bem definidos ou comunicação ineficiente entre etapas do atendimento. A Mão de obra frequentemente evidencia lacunas de treinamento, sobrecarga de trabalho ou desalinhamento comportamental da equipe. O eixo Máquina está relacionado a equipamentos obsoletos, manutenção inadequada ou uso incorreto de tecnologias. Material envolve insumos, medicamentos ou instrumentos inadequados ou em quantidade insuficiente. Meio ambiente abrange desde layout físico até ruídos, conforto térmico e privacidade do cliente. Já Medida refere-se à ausência de indicadores, registros incompletos ou falhas na mensuração de resultados. A figura 1 ilustra o diagrama de Ishigawa aplicado aos Consultórios e clínicas.

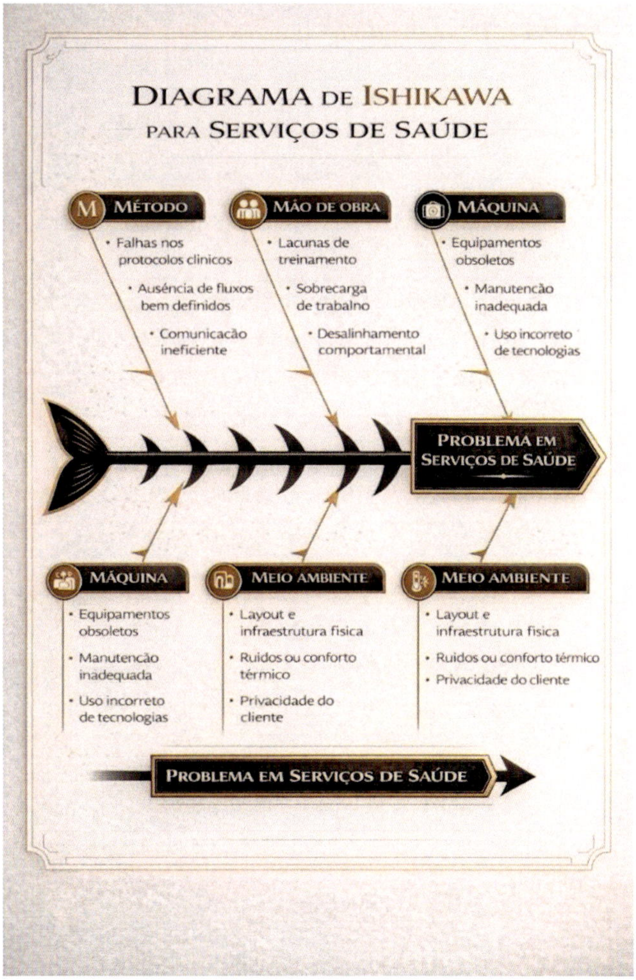

Figura 1: Diagrama de Ishikawa aplicado a clínicas e consultórios

A principal vantagem do Diagrama de Ishikawa é promover uma análise coletiva, estimulando o pensamento sistêmico e evitando soluções superficiais. Ele desloca o foco do erro individual para a compreensão do processo, favorecendo decisões mais seguras, éticas e sustentáveis.

5W2H como ferramenta de planejamento e execução

Após a identificação das causas de um problema, torna-se essencial estruturar um plano de ação claro, objetivo e mensurável. O 5W2H cumpre esse papel ao transformar diagnósticos em ações concretas. Trata-se de uma ferramenta de planejamento que organiza as iniciativas de melhoria por meio de sete perguntas fundamentais.

O What (o quê) define exatamente qual ação será realizada, evitando ambiguidades. O Why (por quê) justifica a ação, conectando-a ao problema identificado ou ao objetivo estratégico do serviço. O Where (onde) delimita o local de execução, aspecto relevante em serviços da saúde que frequentemente operam em múltiplos ambientes. O When (quando) estabelece prazos realistas, fundamentais para evitar postergações. O Who (quem) define responsabilidades, reduzindo falhas de execução por indefinição de papéis. O How (como) descreve o método de implementação, alinhando a ação aos recursos disponíveis e às normas vigentes. Por fim, o How much (quanto custa) permite avaliar impacto financeiro, essencial para decisões responsáveis em contextos de orçamento limitado.

Nos serviços da saúde, o 5W2H contribui para a profissionalização da gestão, aumenta a previsibilidade dos resultados e fortalece a cultura de responsabilidade compartilhada. Além disso, facilita auditorias internas, acompanhamento por indicadores e comunicação clara com equipes e parceiros.

PDCA como base da melhoria contínua em saúde

O ciclo PDCA (Plan–Do–Check–Act) é um dos pilares da gestão da qualidade e da melhoria contínua, sendo amplamente adotado em instituições de saúde acreditadas e serviços orientados à excelência. Sua força reside na lógica cíclica, que reconhece que os processos nunca estão definitivamente prontos, mas em constante evolução.

Detalhado no capítulo anterior, possui as fases:

Plan - planejar, são definidos os objetivos, analisados os dados disponíveis, identificadas as causas dos problemas (frequentemente com apoio do Diagrama de Ishikawa) e elaborados os planos de ação (com suporte do 5W2H). Essa etapa exige rigor técnico, alinhamento com normas regulatórias e clareza estratégica.

Do - executar corresponde à implementação das ações planejadas, preferencialmente em escala controlada, garantindo capacitação da equipe, comunicação clara e registro adequado das atividades realizadas.

Check - verificar, os resultados obtidos são comparados com os objetivos estabelecidos. Indicadores de desempenho, satisfação do cliente, conformidade sanitária e eficiência operacional são analisados de forma crítica, permitindo identificar desvios, avanços e oportunidades de ajuste.

Act - agir consiste na padronização das melhorias quando os resultados são positivos ou na redefinição das estratégias quando os objetivos não foram alcançados. Essa etapa consolida o aprendizado organizacional e prepara o serviço para um novo ciclo de aprimoramento.

Nos serviços da saúde, o PDCA favorece a segurança do cliente, a qualidade assistencial, o uso racional de recursos e a sustentabilidade do negócio. Mais do que uma ferramenta, ele representa uma mentalidade de gestão orientada à excelência, ética e responsabilidade social.

Acreditação em Saúde

Certificações como ONA, Qmentum e ISQua validam padrões de qualidade e segurança, fortalecendo a confiabilidade institucional.

Normas Técnicas Essenciais

- **ANVISA – RDC 63/2011**: estabelece requisitos para boas práticas de funcionamento de serviços de saúde.
- **ABNT NBR ISO 9001:2015**: diretrizes para sistemas de gestão da qualidade.
- **Guidelines internacionais de segurança (OMS)**.

As normas fornecem diretrizes para garantir padronização, consistência e melhoria contínua.

Atores Envolvidos no Controle de Qualidade

A qualidade é responsabilidade coletiva e envolve:

Gestores e administradores — planejamento, monitoramento e tomada de decisão.

Profissionais da saúde — execução segura das práticas assistenciais.

Órgãos reguladores — monitoramento e fiscalização.

Clientes e familiares — feedback, participação no cuidado e processo decisório.

Comissões internas — Núcleo de Segurança do Paciente, CCIH, Comissão de Ética, entre outros.

A figura 2 ilustra os atores envolvidos no Controle de Qualidade de um Serviço da Saúde

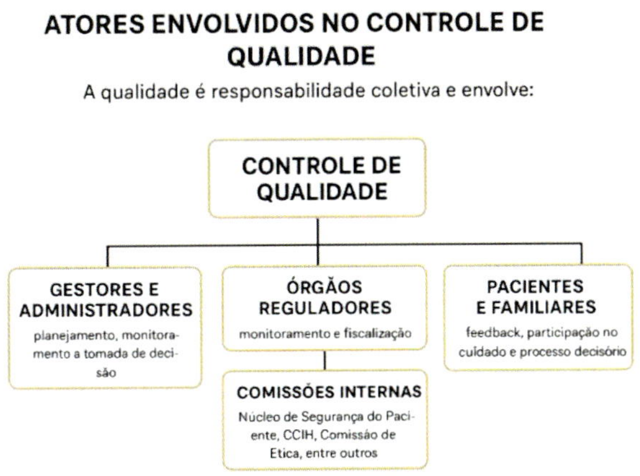

Figura 2: Atores envolvidos no Controle de Qualidade dos Serviços da Saúde

Desafios e Perspectivas Futuras

A implantação do controle de qualidade enfrenta desafios como cultura organizacional resistente, subnotificação de eventos e falta de integração tecnológica. No entanto, a expansão do teleatendimento, sistemas integrados de prontuário eletrônico, análise preditiva e inteligência artificial tendem a fortalecer práticas de qualidade e segurança nos próximos anos.

Organizações que investem em qualidade não apenas reduzem riscos, mas aumentam a confiança do cliente, melhoram indicadores assistenciais e fortalecem sua sustentabilidade no

longo prazo.

O Método MIEPS que será apresentado no próximo capítulo simplifica a gestão dos processos em saúde, considera indicadores de desempenho aplicados à realidade de clínicas e consultórios e permite a melhoria contínua dos serviços ofertados.

Exercícios Práticos

Exercício 1 — Construção de Indicadores

Escolha um setor (ex.: consultório, recepção, esterilização) e:

1. Selecione 3 problemas comuns.
2. Construa um indicador para cada um, indicando:
   - definição
   - fórmula
   - meta
   - fonte de dados
   - frequência de medição

Exercício 2 — Aplicação do Diagrama de Ishikawa

Escolha um dos seguintes problemas:

- Atraso no atendimento
- Falhas no agendamento
- Dificuldade no acesso de exames

Monte um Espinha de Peixe com as categorias:

Método – Mão de obra – Materiais – Meio Ambiente – Medidas – Máquinas.

Exercício 3 — Análise de Satisfação do Cliente

Crie um questionário curto com 8 itens sobre:

- acolhimento
- comunicação
- tempo de espera
- limpeza

- clareza de informações

Analise os resultados e proponha ações de melhoria.

Referências Bibliográficas

ASSOCIAÇÃO BRASILEIRA DE NORMAS TÉCNICAS. **ABNT NBR ISO 9001:2015 – Sistemas de gestão da qualidade – Requisitos**. Rio de Janeiro: ABNT, 2015.

AGÊNCIA NACIONAL DE VIGILÂNCIA SANITÁRIA. **RDC nº 63, de 25 de novembro de 2011 – Requisitos de boas práticas de funcionamento para os serviços de saúde**. Brasília: ANVISA, 2011.

BRASIL. Ministério da Saúde. **Protocolo Nacional de Segurança do Paciente**. Brasília: MS, 2023.

DONABEDIAN, A. **Explorations in Quality Assessment and Monitoring**. Michigan: Health Administration Press, 2021.

JCI – Joint Commission International. **Hospital Standards Manual**. Illinois: JCI, 2024.

SANTOS, C. F.; MORAES, J. P. **Avaliação da satisfação de clientes em serviços de saúde: instrumentos e aplicações.** Revista Brasileira de Gestão em Saúde, v. 12, n. 1, p. 77-92, 2024.

ONA – Organização Nacional de Acreditação. **Manual Brasileiro de Acreditação – ONA 2024**. São Paulo: ONA, 2024.

WERKEMA, M. C. C. **Lean Seis Sigma e ferramentas da qualidade**. 3. ed. Rio de Janeiro: Elsevier, 2020.

WHO – World Health Organization. **Patient Safety: Global Action Plan 2021–2030**. Geneva: WHO, 2022

Capítulo 12- Método MIEPS® – Método Integrado de Excelência em Processos de Saúde

O **MIEPS®** é um método estruturado de gestão de processos voltado aos serviços da saúde que buscam elevar seu nível de maturidade organizacional sem perder de vista a essência do cuidado, a ética profissional e a experiência do cliente. Ele foi desenvolvido a partir da integração consciente das metodologias PDCA, Lean Six Sigma e DMAIC, respeitando a complexidade assistencial, a variabilidade clínica e as exigências regulatórias próprias do setor. Considera ainda os principais KPIs utilizados em clínicas e consultórios.

O MIEPS não se propõe a substituir metodologias existentes, mas a orquestrá-las de forma estratégica, oferecendo um fluxo claro de implantação que permita tanto melhorias incrementais quanto transformações estruturais, conforme o grau de complexidade dos problemas enfrentados.

Princípios fundamentais do MIEPS

O método se apoia em cinco princípios estruturantes:

1. **Centralidade no cliente e na segurança assistencial**
   Todo processo deve ser analisado a partir do valor entregue ao cliente e do impacto sobre a segurança do cuidado.

2. **Gestão por processos e dados**
   Decisões são fundamentadas em indicadores confiáveis, não em percepções isoladas.

3. **Eliminação de desperdícios e variabilidade**
   Atividades que não agregam valor são reduzidas, e processos críticos são padronizados.

4. **Engajamento das equipes multiprofissionais**
   A melhoria contínua é construída coletivamente, respeitando competências e responsabilidades.

5. **Sustentabilidade operacional e financeira**
   Resultados assistenciais e econômicos são tratados de forma integrada.

Estrutura do Método MIEPS

O MIEPS é organizado em seis macroetapas, formando um fluxo contínuo de diagnóstico, intervenção e consolidação.

1. Sensibilização e alinhamento estratégico

A implantação do MIEPS inicia-se com a sensibilização da liderança e das equipes sobre a importância da gestão de processos. Nesta fase, são apresentados os objetivos do método, os ganhos esperados e o papel de cada ator no processo de melhoria.

O alinhamento estratégico garante que as iniciativas de melhoria estejam conectadas à missão, visão e valores do serviço de saúde, evitando projetos isolados ou desalinhados da realidade institucional.

2. Diagnóstico sistêmico de processos

Nesta etapa, realiza-se o mapeamento dos processos assistenciais, administrativos e de apoio, com foco na jornada do cliente. Utilizam-se ferramentas do Lean para identificar desperdícios e gargalos, bem como indicadores iniciais de desempenho.

Os processos são classificados conforme seu nível de criticidade:

- Processos rotineiros e estáveis
- Processos com variabilidade moderada
- Processos críticos, complexos ou recorrentes

Esse diagnóstico orienta a escolha das metodologias mais adequadas para cada situação.

3. Definição da abordagem metodológica

Com base no diagnóstico, o MIEPS define qual abordagem será aplicada:

- **PDCA**: para ajustes e padronizações de processos rotineiros
- **Lean**: para eliminação de desperdícios e melhoria de fluxos
- **DMAIC**: para problemas complexos, críticos ou de alto impacto

Essa flexibilidade é um dos diferenciais do método, permitindo eficiência sem excesso de burocracia.

4. Implementação orientada por método

A fase de implementação segue a lógica da abordagem escolhida:

- **PDCA**: planejamento, execução controlada, verificação e padronização
- **Lean**: redesenho de fluxos, simplificação de etapas e balanceamento de recursos
- **DMAIC**: definição do problema, mensuração, análise de causas-raiz, melhoria e controle

As ações são implementadas de forma progressiva, priorizando segurança, aprendizado e envolvimento das equipes.

5. Monitoramento, controle e padronização

Após a implementação, o MIEPS enfatiza o controle sistemático dos resultados. Indicadores-chave (KPIs) são monitorados continuamente, e os processos que apresentam melhorias sustentáveis são formalizados por meio de protocolos, fluxos e treinamentos.

Essa etapa garante que os ganhos obtidos não sejam perdidos ao longo do tempo, fortalecendo a cultura de melhoria contínua.

6. Consolidação e reinício do ciclo

Na etapa final, os resultados são avaliados de forma global, considerando impactos assistenciais, operacionais, financeiros e de experiência do cliente. Com base nessa avaliação, novos ciclos de melhoria são iniciados, garantindo evolução contínua.

O MIEPS, portanto, não se encerra; ele se renova a cada ciclo, acompanhando o crescimento e a maturidade do serviço de saúde.

A Figura 1 ilustra o fluxo de implantação do MIEPS de forma resumida

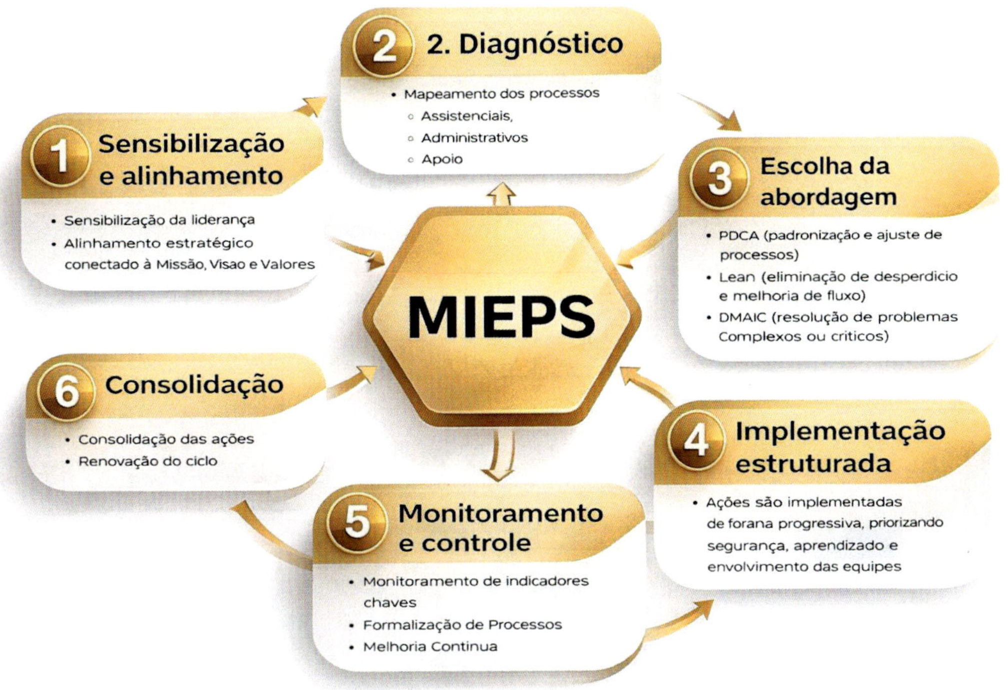

Figura 1: Fluxo de implantação do Método MIEPS

Resultados esperados com o MIEPS

A implantação do Método MIEPS promove:

- Maior segurança e qualidade assistencial
- Redução de desperdícios e custos operacionais
- Melhoria da experiência do cliente
- Aumento da previsibilidade dos processos
- Engajamento das equipes
- Sustentabilidade e maturidade gerencial

Monitoramento e controle - Key Performance Indicators (KPIs)

Os indicadores-chave de desempenho, conhecidos como Key Performance Indicators (KPIs), constituem instrumentos essenciais para a gestão moderna dos serviços de saúde. Em um ambiente caracterizado por elevada complexidade assistencial, forte regulação, pressão por eficiência e crescente exigência por qualidade e segurança, os KPIs permitem transformar dados operacionais em informações estratégicas, apoiando a tomada de decisão, o monitoramento de resultados e a melhoria contínua dos processos.

Nos serviços de saúde, os indicadores vão além da simples mensuração financeira. Eles devem refletir, de forma integrada, aspectos assistenciais, operacionais, econômicos, regulatórios e humanos. Taxas de ocupação, tempo médio de atendimento, índice de retrabalho, taxa de absenteísmo, faturamento por profissional, margem de contribuição, índice de satisfação do paciente e conformidade regulatória são exemplos de métricas que, quando analisadas em conjunto, fornecem uma visão sistêmica do desempenho do serviço. A escolha adequada dos KPIs é determinante para evitar decisões baseadas em percepções subjetivas ou em dados isolados.

O método **MIEPS** incorpora os indicadores-chave de desempenho como um eixo estruturante da gestão em saúde, conectando métricas objetivas à estratégia, aos processos e à sustentabilidade do serviço. No MIEPS, os KPIs não são tratados como instrumentos meramente quantitativos, mas como ferramentas de alinhamento entre propósito, execução e resultados. Cada indicador deve estar claramente vinculado a um objetivo estratégico, a um processo crítico e a um impacto direto na experiência do paciente e na viabilidade econômica da organização.

No eixo de **Gestão**, o MIEPS orienta a definição de KPIs que permitam acompanhar a performance financeira e operacional do serviço. Indicadores como faturamento mensal, ticket médio por atendimento, custo operacional por procedimento e índice de inadimplência fornecem subsídios para o controle econômico e para a precificação adequada dos serviços. Esses dados, quando monitorados de forma contínua, permitem ajustes rápidos na estratégia e reduzem riscos financeiros. A tabela 1 resume os principais KPI para monitoramento do Eixo Gestão dos serviços da saúde

Tabela 1: KPI do Eixo – Gestão

KPI	**O que mede**	**Fórmula / Base de cálculo**	**Periodicidade**	**Uso estratégico**
Faturamento mensal	Receita total do serviço	Soma das receitas do período	Mensal	Avaliar crescimento e sustentabilidade
Ticket médio por atendimento	Valor médio por paciente	Faturamento ÷ nº de atendimentos	Mensal	Apoiar precificação e mix de serviços
Margem de contribuição	Rentabilidade dos serviços	(Receita – custos variáveis) ÷ Receita	Mensal	Apoiar decisões financeiras
Índice de inadimplência	Perdas financeiras	Valores não recebidos ÷ faturamento	Mensal	Reduzir riscos de caixa

No eixo de **Processos**, os KPIs são utilizados para avaliar a eficiência e a padronização das rotinas assistenciais e administrativas. Tempo médio de espera, tempo de ciclo do atendimento, taxa de não comparecimento (no-show) e índice de retrabalho são métricas fundamentais para identificar gargalos, desperdícios e oportunidades de melhoria. O MIEPS enfatiza que processos bem definidos e monitorados impactam diretamente a segurança do paciente, a produtividade da equipe e a percepção de qualidade do serviço. A tabela 2 resume os principais KPI do Eixo Processos em serviços da saúde.

Tabela 2: Eixo de Processos

KPI	O que mede	Fórmula / Base de cálculo	Periodicidade	Uso estratégico
Tempo médio de atendimento	Eficiência operacional	Soma dos tempos ÷ nº atendimentos	Mensal	Identificar gargalos
Taxa de não comparecimento (no-show)	Falhas de agenda	Faltas ÷ atendimentos agendados	Mensal	Otimizar agenda
Taxa de retrabalho	Ineficiência de processos	Repetições ÷ atendimentos totais	Mensal	Padronização de fluxos
Índice de ocupação da agenda	Uso da capacidade instalada	Horas ocupadas ÷ horas disponíveis	Mensal	Planejamento da capacidade

A **Ética e a Segurança** constituem outro pilar central do método. Indicadores relacionados à conformidade regulatória, ao cumprimento de protocolos, à ocorrência de eventos adversos e à adesão às boas práticas assistenciais são essenciais para reduzir riscos legais e proteger o paciente e o profissional. No contexto do MIEPS, esses KPIs reforçam uma cultura de responsabilidade, transparência e aprendizado organizacional, em consonância com as diretrizes de segurança do paciente e com as normas sanitárias vigentes. A tabela 3 resume os KPIs do Eixo Ética, Segurança e Conformidade nos serviços da saúde.

Tabela 3: Eixo – Ética, Segurança e Conformidade

KPI	O que mede	Fórmula / Base de cálculo	Periodicidade	Uso estratégico
Índice de conformidade regulatória	Atendimento às normas	Itens conformes ÷ itens auditados	Trimestral	Reduzir risco jurídico
Eventos adversos registrados	Segurança do paciente	Nº de eventos no período	Mensal	Gestão de riscos
Adesão a protocolos assistenciais	Qualidade clínica	Protocolos cumpridos ÷ total	Mensal	Segurança e padronização
Auditorias sem não conformidades	Governança	Auditorias sem apontamentos	Anual	Credibilidade institucional

No eixo de **Pessoas e Sustentabilidade**, os indicadores permitem avaliar o desempenho e o engajamento da equipe. Taxa de absenteísmo, rotatividade, horas de treinamento por colaborador e índice de satisfação da equipe são métricas que evidenciam a saúde organizacional do serviço. O MIEPS reconhece que não há excelência assistencial sem equipes qualificadas, motivadas e alinhadas aos valores da organização, e que os KPIs desempenham papel fundamental nesse acompanhamento. A tabela 4 resume os principais KPIs do Eixo Pessoas e Sustentabilidade nos serviços da saúde.

Tabela 4: Eixo – Pessoas e Sustentabilidade

KPI	**O que mede**	**Fórmula / Base de cálculo**	**Periodicidade**	**Uso estratégico**
Absenteísmo da equipe	Comprometimento	Faltas ÷ dias trabalhados	Mensal	Gestão de pessoas
Turnover	Retenção de talentos	Saídas ÷ total da equipe	Anual	Estabilidade organizacional
Horas de treinamento por colaborador	Desenvolvimento profissional	Total horas ÷ nº colaboradores	Anual	Qualificação contínua
Satisfação da equipe	Clima organizacional	Pesquisa interna	Semestral	Engajamento

Por fim, o eixo de **Estratégia e Posicionamento** integra os indicadores à visão de longo prazo do serviço de saúde. KPIs relacionados à satisfação e fidelização do paciente, crescimento da carteira de clientes, taxa de retorno e reputação institucional auxiliam na avaliação do posicionamento no mercado e na tomada de decisões estratégicas. No MIEPS, o sucesso é compreendido de forma ampliada, considerando não apenas resultados financeiros, mas também impacto social, qualidade assistencial e sustentabilidade do negócio. A tabela 5 resume os principais KPIs do eixo Estratégia e Posicionamento dos serviços da saúde.

Tabela 5: Eixo – Estratégia, Experiência e Sucesso

KPI	**O que mede**	**Fórmula / Base de cálculo**	**Periodicidade**	**Uso estratégico**
Satisfação do paciente (NPS)	Experiência do cliente	Pesquisa pós-atendimento	Trimestral	Fidelização
Taxa de retorno de pacientes	Lealdade	Pacientes recorrentes ÷ total	Trimestral	Crescimento sustentável
Crescimento da base de clientes	Expansão do serviço	Novos pacientes no período	Mensal	Planejamento estratégico
Alinhamento ao objetivo estratégico	Execução da estratégia	KPIs atingidos ÷ planejados	Trimestral	Governança e visão de longo prazo

Os indicadores-chave de desempenho, quando corretamente selecionados, monitorados e interpretados, tornam-se instrumentos poderosos de gestão e transformação dos serviços de saúde. Integrados ao método MIEPS, os KPIs deixam de ser números isolados e passam a compor um sistema estruturado de governança, orientado por dados, pessoas, processos e valores, promovendo decisões mais conscientes, seguras e alinhadas aos objetivos estratégicos do serviço.

Os KPIs devem ser selecionados conforme o estágio do serviço, evitando excesso de métricas e priorizando aquelas que realmente impactam qualidade, segurança, rentabilidade e propósito.

Com base nessa avaliação, novos ciclos de melhoria são iniciados, garantindo evolução contínua.

O MIEPS, portanto, não se encerra; ele se renova, com prazos estabelecidos para melhoria de cada indicador com resultado deficitário. Dessa forma, acompanha o crescimento e a maturidade do serviço de saúde.

O MIEPS transforma a gestão de processos em saúde em um sistema integrado, no qual melhoria contínua, eficiência operacional e cuidado humanizado coexistem de forma estruturada, sustentável e orientada a resultados.

Esse método adapta o controle de processos e de qualidade validado cientificamente para as demandas de clínicas e consultórios, profissionalizando o controle de processos e de qualidade dos serviços ofertados.

Referências bibliográficas

ABNT. **NBR ISO 9001:2015**. Sistemas de gestão da qualidade – Requisitos. Rio de Janeiro: Associação Brasileira de Normas Técnicas, 2015.

ABNT. **NBR ISO 31000:2018**. Gestão de riscos – Diretrizes. Rio de Janeiro: Associação Brasileira de Normas Técnicas, 2018.

ABNT. **NBR ISO 45001:2018**. Sistemas de gestão de saúde e segurança ocupacional – Requisitos. Rio de Janeiro: Associação Brasileira de Normas Técnicas, 2018.

BRASIL. **Lei nº 8.080, de 19 de setembro de 1990**. Dispõe sobre as condições para a promoção, proteção e recuperação da saúde. Diário Oficial da União, Brasília, 1990.

BRASIL. **Lei nº 13.709, de 14 de agosto de 2018**. Lei Geral de Proteção de Dados Pessoais (LGPD). Diário Oficial da União, Brasília, 2018.

BRASIL. **Agência Nacional de Vigilância Sanitária (ANVISA)**. *Resolução RDC nº 50, de 21 de fevereiro de 2002*. Dispõe sobre o regulamento técnico para planejamento, programação, elaboração e avaliação de projetos físicos de estabelecimentos assistenciais de saúde. Brasília, 2002.

BRASIL. **Agência Nacional de Vigilância Sanitária (ANVISA)**. *Resolução RDC nº 222, de 28 de março de 2018*. Regulamenta as boas práticas de gerenciamento dos resíduos de serviços de saúde. Brasília, 2018.

BRASIL. **Agência Nacional de Vigilância Sanitária (ANVISA)**. *Resolução RDC nº 63, de 25 de novembro de 2011*. Dispõe sobre os requisitos de boas práticas de funcionamento para os serviços de saúde. Brasília, 2011.

BRASIL. **Ministério da Saúde**. *Programa Nacional de Segurança do Paciente*. Brasília: Ministério da Saúde, 2013.

BRASIL. **Ministério da Saúde**. *Cadastro Nacional de Estabelecimentos de Saúde – CNES: Manual Técnico*. Brasília: Ministério da Saúde, 2021.

BROWN, Brené. **A coragem de liderar**. Rio de Janeiro: Sextante, 2019.

CHIAVENATO, Idalberto. **Gestão de pessoas: o novo papel dos recursos humanos nas organizações**. 4. ed. Rio de Janeiro: Elsevier, 2014.

DONABEDIAN, Avedis. **The quality of care: how can it be assessed?** JAMA, v. 260, n. 12, p. 1743–1748, 1988.

DRUCKER, Peter F. **Administração para o futuro: os anos 90 e a virada do século**. São Paulo: Pioneira, 1992.

KAPLAN, Robert S.; NORTON, David P. **A estratégia em ação: balanced scorecard**. Rio de Janeiro: Elsevier, 1997.

MINTZBERG, Henry. **Safári de estratégia**. Porto Alegre: Bookman, 2009.

PORTER, Michael E. **Vantagem competitiva: criando e sustentando um desempenho superior**. Rio de Janeiro: Campus, 1989.

PORTER, Michael E. **Redefining health care: creating value-based competition on results**. Boston: Harvard Business School Press, 2006.

SEBRAE. **Indicadores de desempenho para pequenas empresas de serviços**. Brasília: Sebrae, 2019.

SEBRAE. **Gestão estratégica para serviços de saúde**. Brasília: Sebrae, 2020.

WHITTINGTON, Richard. **O que é estratégia**. São Paulo: Thomson Learning, 2006.

WORLD HEALTH ORGANIZATION (WHO). **Patient safety: global action plan 2021–2030**. Geneva: WHO, 2021.

WORLD HEALTH ORGANIZATION (WHO). **Quality of care: a process for making strategic choices in health systems**. Geneva: WHO, 2006.

Capítulo 13 – Experiência do Cliente

Nos capítulos anteriores abordamos a diferença entre preço e valor de um serviço. Abordamos que o valor do serviço está relacionado com a expectativa do cliente e com a experiência vivenciada durante a obtenção do serviço.

Como você pôde observar até aqui, o termo paciente foi substituído por cliente. A substituição do termo *paciente* por *cliente* nos serviços da saúde não é meramente semântica, mas conceitual e estratégica. A palavra *paciente* tem origem no latim *patiens*, que remete àquele que sofre, que suporta passivamente uma condição, reforçando uma relação assimétrica, centrada na espera, na submissão e na dependência do profissional. Já o termo *cliente* deriva do latim *cliens*, associado àquele que escolhe, confia e estabelece uma relação de troca, reconhecimento e expectativa de valor. No contexto contemporâneo dos serviços da saúde, especialmente sob a ótica do marketing de experiência, o uso do conceito de cliente reconhece que as pessoas não apenas buscam tratamento, mas vivenciam uma jornada completa de atendimento, avaliam cada ponto de contato, comparam experiências e constroem percepções de valor antes, durante e após o serviço. Profissionais da saúde não possuem mais pessoas pacientes à espera passiva de atendimento; possuem clientes informados, exigentes e com altas expectativas quanto à qualidade técnica, à comunicação, ao acolhimento, à previsibilidade e à experiência entregue. Adotar o termo cliente não reduz o cuidado ou a ética, ao contrário, amplia a responsabilidade profissional ao reconhecer que excelência clínica e excelência em serviço são dimensões indissociáveis da prática em saúde.

Em nossa pesquisa que avaliou o conhecimento de profissionais da saúde sobre gestão de consultórios, pudemos constatar que muitos desconhecem ferramentas extraordinárias para alavancar seu serviço e a percepção de valor do serviço prestado pelos clientes muitos desconhecem que efetivamente possuem clientes e não pacientes.

Observamos que 65,2% dos respondentes, entendem que Marketing em saúde está relacionado com a divulgação do serviço através de propagandas em mídias sociais e folders, algumas das quais são prejudiciais para a percepção de valor dos serviços e esbarram no código de ética da área de atuação do profissional.

Essa percepção falha, vem do desconhecimento do potencial do Marketing de Experiência.

A definição de Marketing segundo a American Marketing Association é: "´uma função organizacional e um conjunto de processos que envolvem a criação, a comunicação e a *entrega de valor* para os clientes, bem como a administração do *relacionamento* com eles, de modo que beneficie a organização e seu público interessado."

Entender que o *paciente* na verdade é um *cliente*, já é o início da implantação do Marketing de Experiência no Serviço da saúde.

No serviço, o cliente participa de uma experiência interativa na entrega dos benefícios. O ambiente físico e as interações com o pessoal de contato afetam as percepções e experiências.

A experiência do cliente é uma situação que envolve sensações, emoções, cognições, comportamento e valores racionais.

A qualidade percebida é realizada na hora da verdade, quando o provedor e o cliente do serviço se confrontam. São a habilidade, a motivação, as ferramentas empregadas pelo representante da empresa e as expectativas, comportamento do cliente, que juntos, criarão o processo de entrega do serviço.

Melhorar a experiência do cliente, impacta na percepção de valor do serviço e na divulgação do serviço para terceiros.

Como está a avaliação do seu cliente quanto ao valor do seu serviço? Como tem sido a experiência vivenciada por seus clientes?

O que você pode mudar para melhorar a experiência dos clientes e alavancar seu consultório? Como está o planejamento estratégico do Marketing do seu consultório?

Experiência do Cliente em Serviços da Saúde

A experiência do cliente em serviços de saúde reúne todas as percepções que o cliente constrói ao longo do relacionamento com o serviço, desde a busca por informação até o pós-atendimento. Uma experiência positiva aumenta adesão, fidelidade, recomendações (buzz) e impacto financeiro; intervenções direcionadas na jornada do cliente conseguem elevação mensurável na satisfação.

Expectativa do cliente

Expectativas nascem de necessidades, experiências anteriores, reputação do serviço e comunicação prévia. Compreender expectativas é condição prévia para entregar experiências que surpreendam positivamente.

Principais elementos de expectativa:

- Tempo de espera razoável;
- Clareza sobre procedimentos e custos;
- Tratamento humano e empático;
- Segurança e privacidade dos dados;
- Facilidade de agendamento e comunicação.

Regra prática: mensure expectativas antes de projetar mudanças, sem isso as ações poderão resolver problemas irrelevantes.

Entrega do serviço: do contrato explícito à experiência percebida

A entrega do serviço é o conjunto de processos e comportamentos que convertem expectativas em resultados percebidos.

Componentes críticos:

- Entrega técnica (qualidade clínica/assistencial);
- Entrega funcional (pontualidade, limpeza, conforto);
- Comunicação (linguagem simples, transparência);

- Atenção humana (escuta, empatia);
- Pós-serviço (orientações, acompanhamento e canais de reabertura).

Falhas em qualquer componente degradam a experiência geral e podem gerar detratores que comprometem captação e retenção.

Pontos de interação (touchpoints) na jornada do cliente

Mapear pontos de interação (touchpoints) é passo obrigatório para priorizar melhorias. A tabela 1 resume touchpoints típicos e ações práticas de um serviço da saúde.

Tabela 1 — Mapa de touchpoints e ações recomendadas

Touchpoint	O que o cliente espera	Ações práticas	Métrica sugerida
Busca/Descoberta	Informação clara sobre serviços	Website atualizado; FAQ; avaliações	Taxa de cliques / origem de leads
Agendamento	Facilidade e previsibilidade	Agenda online; confirmação automática	Taxa de conversão agendamento
Recepção	Acolhimento e tempo de espera	Treinamento de front desk; fila visível	Tempo de espera médio
Consulta/Procedimento	Competência e explicação	Checklists clínicos; consentimento	Índice de satisfação pós-consulta
Pagamento/Financeiro	Transparência	Opções de pagamento; orçamentos claros	Abandono no fluxo de pagamento
Pós-atendimento	Seguimento e suporte	SMS/WhatsApp de follow-up; instruções	Taxa de resolução sem retorno
Feedback	Ouvir e agir	Pesquisa (NPS), formulário curto	NPS / CSAT

Acontecerão diversas interações durante a entrega do serviço. Falhas nessas interações impactam na satisfação do cliente.

A figura 1 ilustra os pontos de interação de um serviço de Odontologia como exemplo

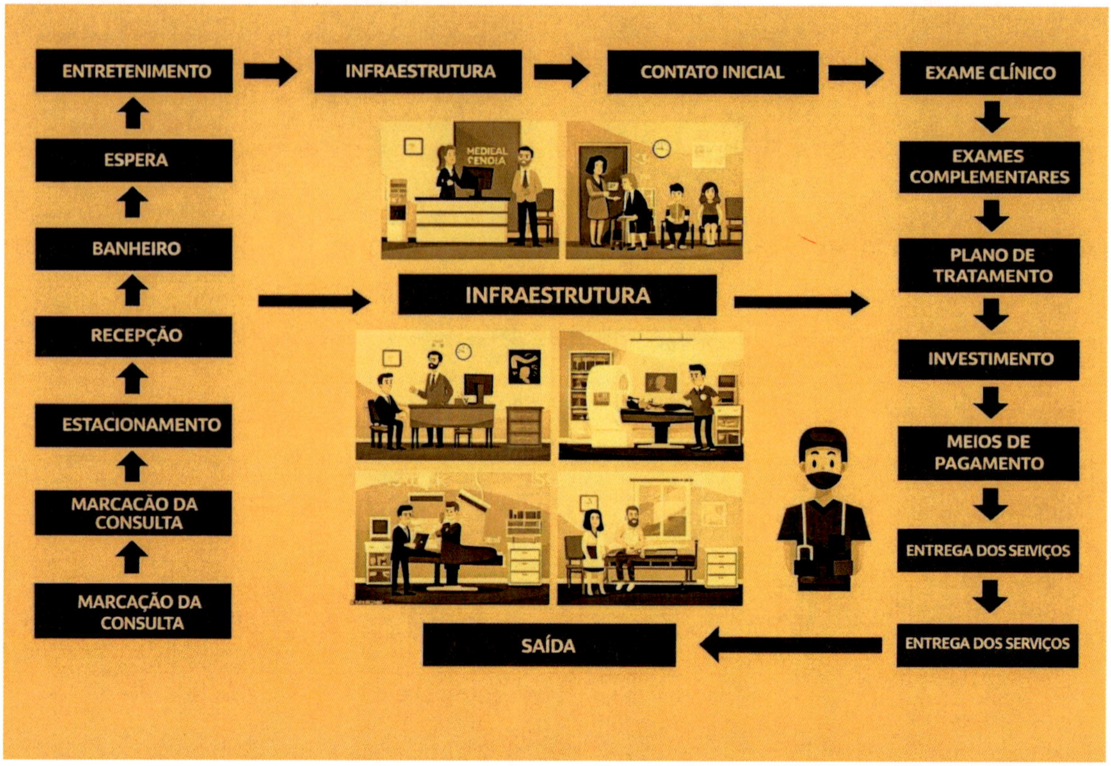

Figura 1 – Touchpoints de um atendimento odontológico até a entrega do primeiro serviço

Nesse exemplo com 15 pontos de interação, considerando momentos da verdade que começam no primeiro contato com a clínica ou consultório para o agendamento da primeira consulta até a entrega do serviço, se houver 1% de falha em cada interação, poderemos considerar que o serviço falhou 14% e gerou apenas 86% de satisfação do cliente.

Satisfação do cliente e métricas operacionais

Métricas práticas e fáceis de implementar:

- **NPS (Net Promoter Score)**: "Qual a probabilidade de você recomendar este serviço a um amigo ou familiar?" Essa pergunta é amplamente utilizada em saúde para medir lealdade; estudos no contexto da atenção à saúde mostram aplicabilidade e limites (interpretação por segmentos).

- **CSAT (Customer Satisfaction Score)**: satisfação imediata pode ser avaliada com a pergunta "Avalie sua satisfação com a consulta" 1–5.

- **TTR (Time To Resolution)**: tempo até resolver uma solicitação pós-procedimento.

- **Taxa de Retenção / Reagendamento**: percentual de clientes que retornam.

- **Índice de Reclamações / Reclamações por 1.000 atendimentos:** quanto menor o índice, melhor a percepção de qualidade

Recomendação: combine NPS (visão estratégica) com CSAT (visão transacional) e indicadores operacionais (espera, cancelamentos).

Buzz marketing e captação de novos clientes

O buzz (recomendações boca a boca) é a consequência direta de experiências memoráveis. Para gerar buzz é necessário colocar em prática ações táticas. Entre as ações mais relevantes podemos ressaltar:

- Entregar consistentemente experiência que supere expectativas;
- Solicitar recomendações de clientes promotores (NPS > 8) com incentivo discreto;
- Gerir avaliações online (responder com empatia);
- Produzir conteúdo educativo que mostre expertise e acolhimento.

Captação de novos clientes complementa o buzz com marketing pago e parcerias (planos, empresas, convênios). O mix ideal depende do posicionamento (premium ou alto volume).

Fidelização do cliente

Muito estudo, apropriação de conteúdo científico, e habilidade técnica, são fundamentais, porém não são suficientes para o resultado do serviço prestado. A interação com o cliente, é o elo de humanização fundamental no relacionamento com o cliente. É justamente a humanização no atendimento clínico, a empatia e a compreensão das expectativas do cliente que diferenciam o serviço prestado por profissionais que tiveram as mesmas oportunidades acadêmicas.

A humanização do atendimento clínico, garante não apenas a percepção do valor do atendimento eficaz e eficiente, como também garante a fidelização do cliente

A fidelização do cliente é essencial para a manutenção do empreendimento de saúde. Pense que por algum motivo dentre tantas opções no mercado, o cliente escolheu seu consultório ou clínica.

O cliente fez uma escolha e possui uma expectativa. O cliente não buscou um robô eficaz e eficiente, mas sim, o cuidado de um profissional. A tecnologia na área da saúde cresce mais a cada dia. A tecnologia é aliada do profissional da saúde, entretanto não substitui a humanização. O mercado apresenta diferentes perfis de clientes que buscam diferentes padrões de qualidade de serviço.

O público alvo de seu consultório deve ser o foco para a definição dos processos de prestação do serviço da saúde, variando desde a prestação de um serviço que preserve o direito à saúde do cidadão, até a prestação de serviços embasados em tecnologia de alto custo e excelência nos resultados. O perfil do cliente define o tipo de serviço prestado, que deve ser aliado às expectativas do cliente foco do consultório ou clínica.

Os profissionais da saúde têm a característica de cuidar do outro e o engajamento nesse cuidado, independente do perfil do cliente, garante o retorno e a fidelização.

Ser escolhido por um cliente é o reconhecimento do seu esforço para adquirir suas certificações ou resultado de referenciamento de outros clientes após vivência de experiência de qualidade na obtenção do serviço.

Atender às expectativas garante o retorno e fidelização do cliente que dentre tantas possibilidades disponíveis no mercado, demonstra preferência pelo serviço que recebeu em seu consultório ou clínica. O retorno do cliente é uma excelente ferramenta de aferição da satisfação do cliente. A indicação do serviço é um referencial de percepção real da qualidade em saúde.

Quando o cliente não retorna, é um sinal de insatisfação com o serviço recebido e um sinal de alerta para o empreendedor que precisa mudar processos relacionados com a entrega do serviço e cuidados pós entrega.

Como está a fidelização de seus clientes? Estão satisfeitos com seu serviço? O que pode ser mudado para melhorar a fidelização de seus clientes? Lembre-se: o mais difícil, que era a captação do cliente, você já fez.

Fidelização é produto de confiança e valor percebido. Estratégias práticas:

- Programas de relacionamento (comunicados personalizados, benefícios reais);
- Jornada de cuidado contínuo (follow-up, lembretes preventivos);
- Experiência consistente em todos os touchpoints;
- Gestão ativa de detratores (follow-up, solução rápida).

Métricas: taxa de retorno, LTV (lifetime value) por cliente, churn.

A tabela 2 apresenta ações resumidas para implantação (tabela operacional)

Tabela 2 — Roteiro de ações por prioridade (Curto, Médio, Longo prazo)

Prioridade	**Ação**	**Responsável**	**Resultado esperado**
Curto (1–3m)	Implantar pesquisa NPS + CSAT pós-consulta	Gestor	Linha base de satisfação
Curto	Treinamento front desk em acolhimento	Gestor	Redução de queixas iniciais
Médio (3–9m)	Mapear jornada e priorizar 5 pontos críticos	Gestor	Plano de melhoria 90 dias
Médio	Implantar follow-up automatizado (SMS/WhatsApp)	Profissional da Recepção e relacionamento com o cliente	Menos retornos não planejados
Longo (9–18m)	Programa de fidelização personalizado	Parceiro de Marketing	Aumento de retenção e LTV
Longo	Painel de indicadores (NPS, CSAT, espera)	Gestor	Governança da experiência

Exercícios práticos para aferir satisfação e implantar melhorias

Exercício 1 — Implantação rápida de NPS

1. Defina canais: SMS ou Whatsapp para 24–72h após atendimento.
2. Envie única pergunta NPS + campo opcional de comentário.
3. Consolide por serviço/profissional e calcule NPS por semana.

4. Identifique detratores (0–6) e implemente contato em 48h para resolução. (Referências de uso do NPS em saúde e limitações metodológicas estão documentadas em pesquisas recentes).

Exercício 2 - Mystery client (cliente oculto)

- Simule 2 visitas por mês com roteiros (agendamento, recepção, consulta e pós).
- Avalie tempo, cordialidade, clareza de informações e limpeza.
- Consolidar relatórios para melhorias em 15 dias.

Boas práticas operacionais (checklist rápido)

☐ Padronização de comunicados na linguagem do cliente

☐ Garantia de transparência em preços e procedimentos

☐ Automatização de confirmações e lembretes

☐ Protocolo para tratar detratores em 48h

☐ Monitoramento de comentários online e respostas em 72h

☐ Treinamento periódico de empatia para toda equipe

A experiência do cliente é simultaneamente estratégia clínica e vantagem competitiva. Processos bem desenhados, cultura centrada no cliente e governança de indicadores transformam satisfação em fidelização e recomendação, trazendo benefícios clínicos, reputacionais e financeiros.

Referências Bibliográficas

ALBUQUERQUE, A. M.; LIMA, R. S. **Experiência do cliente na saúde: estratégias de valor e satisfação.** São Paulo: Atlas, 2023.

BERRY, L.; PARASURAMAN, A.; ZEITHAML, V. **Delivering Quality Service: balancing customer perceptions and expectations.** New York: Free Press, 2020.

BITNER, M. J.; OSTROM, A.; MORGAN, F. **Service Blueprinting: a practical technique for service innovation.** Journal of Marketing, v. 85, n. 4, p. 58-76, 2021.

FITZSIMMONS, J. A.; FITZSIMMONS, M. J.; BORDOLOI, S. **Administração de serviços.** 10. ed. Porto Alegre: AMGH, 2022.

KOTLER, P.; KELLER, K. L. **Administração de marketing.** 16. ed. São Paulo: Pearson, 2024.

LEMOS, M. A.; TAVARES, M. R. **Experiência e jornada do cliente em serviços de saúde: implicações para a fidelização.** Revista de Gestão em Saúde, v. 14, n. 2, p. 45-63, 2023.

MORA, L. S.; ESCOBAR, E. C. **Percepção da qualidade dos serviços de saúde ofertados em clínicas e consultórios no estado de Minas Gerais.** In: NETO, S. E. R.; ESCOBAR, E. C. (org.). *I Simpósio Nacional de Odontologia do Ecossistema Ânima: odontologia em foco*. 1. ed. São Paulo: Ânima Educação, 2024. v. 1, p. 19–23.

OLIVEIRA, G. S.; SANTOS, P. C. R.; LUZ, R.; ESCOBAR, E. C. **Percepção da qualidade dos serviços de saúde ofertados em clínicas e consultórios no estado de São Paulo.** In: NETO, S. E. R.; ESCOBAR, E. C. (org.). *I Simpósio Nacional de Odontologia do Ecossistema Ânima: odontologia em foco*. 1. ed. São Paulo: Ânima Educação, 2024. v. 1, p. 74–83.

SANTOS, C. F.; MORAES, J. P. **Avaliação da satisfação de clientes em serviços de saúde: instrumentos e aplicações.** Revista Brasileira de Gestão em Saúde, v. 12, n. 1, p. 77-92, 2024.

SANTOS, V. P.; XAVIER, D. P.; ESCOBAR, E. C. **Percepção da qualidade dos serviços de saúde ofertados em clínicas e consultórios no estado da Bahia.** In: NETO, S. E. R.; ESCOBAR, E. C. (org.). *I Simpósio Nacional de Odontologia do Ecossistema Ânima: odontologia em foco*. 1. ed. São Paulo: Ânima Educação, 2024. v. 1, p. 24–28.

SOUZA, J.; ESCOBAR, E. C. **Percepção da qualidade dos serviços de saúde ofertados em clínicas e consultórios na região de Goiás.** In: NETO, S. E. R.; ESCOBAR, E. C. (org.). *I Simpósio Nacional de Odontologia do Ecossistema Ânima: odontologia em foco*. 1. ed. São Paulo: Ânima Educação, 2024. v. 1, p. 14–18.

Capítulo 14 – A Neurociência do Relacionamento com o cliente em Serviços da Saúde

A neurociência aplicada aos serviços da saúde demonstra que o marketing eficaz não é aquele que informa mais, mas aquele que reduz incertezas, ativa emoções de segurança e conduz o cérebro do cliente à decisão de agendamento com o menor esforço cognitivo possível. Diferentemente de mercados tradicionais, o marketing na saúde precisa dialogar com um cérebro em estado de vulnerabilidade, no qual medo, dúvida, dor, vergonha ou insegurança financeira frequentemente antecedem a decisão de compra. Assim, conectar marketing, experiência e relacionamento exige compreender como o cérebro processa risco, confiança e recompensa ao longo da jornada do cliente.

O relacionamento com o cliente em serviços da saúde não é determinado apenas pela qualidade técnica do atendimento, mas, sobretudo, pela forma como o cérebro humano percebe, interpreta e memoriza as experiências vividas ao longo da jornada de cuidado. A neurociência demonstra que decisões de escolha, permanência e indicação de um serviço são predominantemente emocionais, sendo posteriormente justificadas de forma racional. Assim, compreender os mecanismos cerebrais envolvidos na captação, na experiência, na satisfação, na fidelização e na indicação torna-se um diferencial estratégico para profissionais e organizações da saúde que desejam construir relações duradouras, éticas e sustentáveis.

Na fase de captação do cliente, o cérebro opera em estado de alerta e avaliação de risco. Estruturas como a amígdala cerebral atuam na identificação de ameaças, enquanto o córtex pré-frontal analisa informações disponíveis para tomada de decisão.

O primeiro papel do marketing de serviços da saúde, sob a ótica da neurociência, é diminuir a percepção de risco.

Estudos mostram que, diante de decisões que envolvem saúde, o cérebro tende a superestimar possíveis perdas. A amígdala cerebral entra em estado de alerta, buscando sinais de ameaça ou proteção. É nesse ponto que a presença digital, a comunicação institucional, os conteúdos educativos e a coerência da imagem profissional atuam como moduladores emocionais.

Um marketing confuso, excessivamente técnico ou agressivo, ativa resistência. Já um marketing que educa, explica processos, apresenta bastidores, demonstra ética e evidencia previsibilidade reduz a ativação do medo e permite que o córtex pré-frontal reassuma o controle racional da decisão.

Em serviços da saúde, a percepção do risco é ainda mais intensa que em outros serviços, pois envolve dor, incerteza, custos financeiros e impacto direto na saúde e na autoestima. A comunicação inicial, a presença digital, as recomendações de terceiros e a coerência da imagem profissional atuam diretamente na redução desse risco percebido. Mensagens claras, previsibilidade de processos, linguagem acessível e sinais de autoridade técnica ativam circuitos de segurança e confiança, fundamentais para que o cliente avance da intenção para a decisão de agendamento.

Uma vez realizado o primeiro contato, inicia-se a fase mais sensível da experiência: a transição entre promessa e entrega. O cérebro humano é altamente sensível a incoerências. Se a experiência real não corresponde ao que foi comunicado, ocorre frustração, ativando circuitos de ameaça e desconfiança. Por isso, marketing e operação precisam estar profundamente alinhados. A experiência do cliente deve confirmar, e preferencialmente superar, aquilo que foi antecipado pela comunicação. É nesse momento que entram elementos como acolhimento, escuta ativa, personalização e clareza de informações, que estimulam a liberação de oxitocina, neurotransmissor fundamental para vínculo e confiança.

Uma vez captado, o cliente passa a vivenciar a experiência do serviço, etapa na qual o cérebro avalia continuamente se suas expectativas estão sendo confirmadas, superadas ou frustradas. A experiência é construída em micro interações, desde o primeiro contato administrativo até o encerramento do atendimento. A neurociência evidencia que o cérebro não registra a experiência como um todo, mas se ancora em picos emocionais e no desfecho do processo, fenômeno conhecido como "peak-end rule". Assim, momentos de acolhimento, escuta ativa, empatia genuína e explicações claras ativam a liberação de oxitocina, neurotransmissor associado ao vínculo, à confiança e à sensação de cuidado. Quando o profissional antecipa necessidades, demonstra atenção individualizada e reduz incertezas, a experiência passa a exceder expectativas, gerando forte impacto emocional positivo.

A satisfação do cliente emerge quando há coerência entre expectativa e entrega, mas, do ponto de vista neurocientífico, ela é consolidada quando o cérebro percebe justiça, previsibilidade e respeito. A dopamina, neurotransmissor ligado à recompensa, é liberada quando o cliente sente que fez uma boa escolha, que foi valorizado e que seu investimento de tempo, dinheiro e confiança foi recompensado. Pequenos gestos, como explicações pós-atendimento, acompanhamento do caso e clareza sobre próximos passos, reforçam esse circuito de recompensa. Em contrapartida, falhas de comunicação, atrasos sem justificativa ou sensação de descaso ativam respostas de estresse, prejudicando a satisfação, mesmo que o procedimento técnico tenha sido bem executado.

A fidelização está diretamente relacionada à criação de memórias emocionais positivas e recorrentes. O cérebro humano tende a repetir comportamentos que geram segurança e previsibilidade, reduzindo esforço cognitivo em decisões futuras. Quando o cliente sente que não precisa "reavaliar" constantemente o serviço, pois confia na entrega, ocorre a consolidação da fidelização. Do ponto de vista neurobiológico, esse processo envolve o fortalecimento de conexões neurais associadas à confiança e à familiaridade. Em serviços da saúde, a continuidade do cuidado, a personalização do atendimento e o reconhecimento do histórico do cliente reforçam esse vínculo, tornando a troca de profissional emocionalmente custosa.

A indicação, por sua vez, representa o estágio mais avançado do relacionamento, pois envolve risco social. Ao indicar um serviço, o cliente associa sua própria reputação à experiência vivida. A neurociência explica que esse comportamento está ligado à ativação de circuitos de pertencimento e validação social. Quando a experiência é suficientemente positiva, o cliente sente a necessidade de compartilhar, reforçando sua identidade e seu papel dentro do grupo social. A indicação espontânea ocorre quando o serviço ultrapassa o nível funcional e alcança o nível simbólico, tornando-se parte da narrativa pessoal do cliente.

A tabela 1 resume as ações estratégicas segundo a Neurociência do relacionamento do cliente

Tabela 1– Ações Estratégicas segundo a Neurociência do Relacionamento com o Cliente

Etapa	Ações Neuro orientadas	Impacto Cerebral
Atração e captação	Comunicação clara, prova social, autoridade técnica	Redução do medo e ativação da confiança
Experiência	Escuta ativa, empatia, previsibilidade	Liberação de oxitocina e criação de vínculo
Satisfação	Clareza, acompanhamento, justiça percebida	Liberação de dopamina
Fidelização	Personalização, continuidade, reconhecimento	Consolidação de memórias positivas
Indicação	Experiência memorável e simbólica	Validação social e pertencimento

Método Próprio de Experiência do Cliente em Serviços da Saúde Baseado na Neurociência

A partir desses princípios, estrutura-se um método autoral de experiência do cliente em saúde, que integra marketing, atendimento e relacionamento de forma contínua:

Método N.E.U.R.O.S.

N – Neutralização do medo
Redução da percepção de risco por meio de comunicação clara, ética, educativa e previsível.

E – Expectativa consciente
Construção de expectativas realistas, alinhando marketing e entrega do serviço.

U – União emocional
Criação de vínculo por empatia, escuta ativa e personalização da experiência.

R – Recompensa percebida
Geração de sensação de ganho emocional, segurança e valorização do cliente.

O – Organização da memória
Criação de picos emocionais positivos e encerramento marcante do atendimento.

S – Socialização da experiência
Estímulo natural à indicação por meio de experiências memoráveis e simbólicas.

Esse método permite que o profissional da saúde conduza o cliente desde o primeiro contato até a indicação espontânea, respeitando princípios éticos e neurobiológicos

A figura 1 ilustra o Método N.E.U.R.O.S. de experiência do cliente.

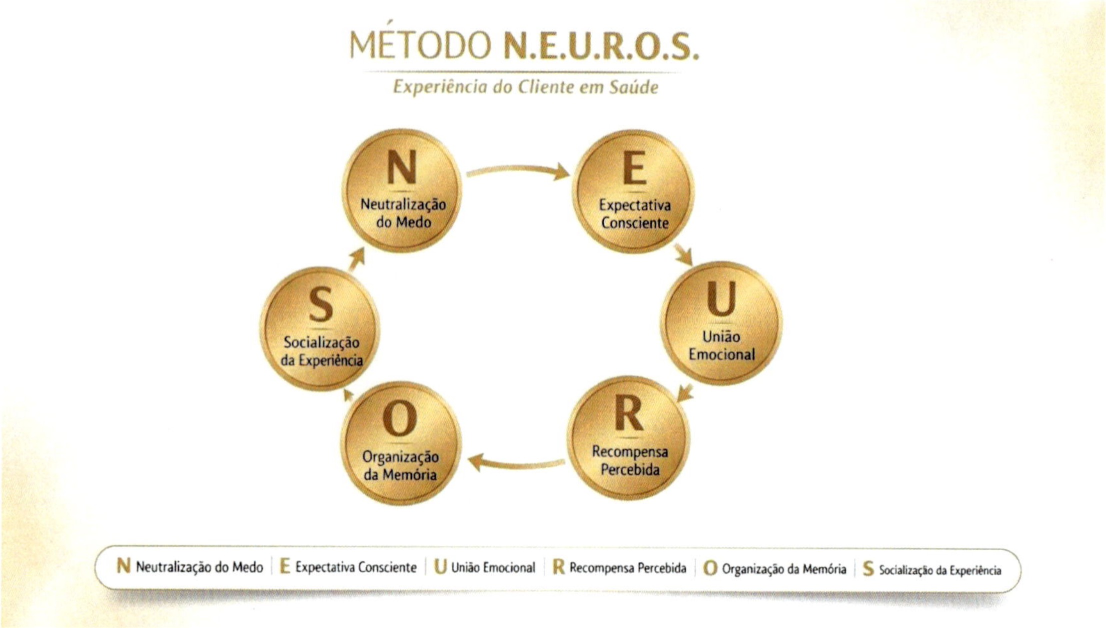

Figura 1: Método N.E.U.R.O.S de experiência do Cliente de Serviços da Saúde

Considere cada etapa do método e responda:

Como foi a experiência vivenciada pelos seus clientes atendidos no último mês?

Exercício Prático – Diagnóstico Neuroemocional do Seu Serviço

Escolha um serviço que você oferece e responda, de forma reflexiva:

1. Quais elementos da minha comunicação inicial reduzem o medo e a insegurança do cliente?
2. Em quais momentos da jornada eu gero picos emocionais positivos?
3. O encerramento do atendimento deixa uma memória tranquilizadora?
4. O cliente percebe previsibilidade e justiça na relação comigo?
5. Quais experiências que ofereço hoje são dignas de serem indicadas espontaneamente?

A partir das respostas, identifique dois pontos de melhoria imediata e uma ação concreta para fortalecer o vínculo emocional com seus clientes nos próximos 30 dias.

Ferramenta Diagnóstica – Avaliação Neuroemocional da Experiência do Cliente

Ferramenta desenvolvida para aplicação direta com seus mentorados.

Instruções

Para cada afirmação, atribua uma nota de 0 a 10, onde:
0 = inexistente
10 = totalmente aplicado de forma consistente

Bloco 1 – Marketing e Captação

1. Minha comunicação reduz medo e insegurança do cliente.
2. O cliente entende claramente como funciona o atendimento antes de agendar.
3. Minha presença digital transmite autoridade e ética.

Bloco 2 – Experiência e Atendimento

4. Minha equipe promove acolhimento desde o primeiro contato.
5. O atendimento é personalizado e respeita a individualidade do cliente.
6. As informações são claras e compreensíveis.

Bloco 3 – Satisfação e Memória

7. O cliente recebe acompanhamento após o atendimento.
8. O encerramento do serviço deixa uma sensação positiva e segura.
9. O cliente percebe justiça na relação custo-benefício.

Bloco 4 – Fidelização e Indicação

10. O cliente retorna espontaneamente.
11. O cliente se sente reconhecido ao longo do tempo.
12. O serviço é frequentemente indicado a terceiros.

Interpretação

- **Até 60 pontos**: Experiência fragmentada e alto risco de perda de clientes.
- **61 a 90 pontos**: Experiência funcional, com oportunidades de fortalecimento emocional.
- **Acima de 90 pontos**: Experiência neuroestratégica consolidada, com alto potencial de fidelização e indicação.

Como é atualmente a experiência vivenciada por seus clientes? Pode melhorar? O controle de qualidade do serviço ofertado proporciona melhorias na experiência do cliente.

Referências Bibliográficas

BITTAR, Olímpio José Nogueira Viana. **Gestão de serviços de saúde.** 2. ed. São Paulo: Atheneu, 2021.

DAMASIO, Antonio R. **O erro de Descartes: emoção, razão e o cérebro humano.** 2. ed. São Paulo: Companhia das Letras, 2018.

KAHNEMAN, Daniel. **Rápido e devagar: duas formas de pensar.** Rio de Janeiro: Objetiva, 2012.

KOTLER, Philip; KELLER, Kevin Lane. **Administração de marketing.** 16. ed. São Paulo: Pearson, 2021.

LINDSTROM, Martin. **A lógica do consumo: verdades e mentiras sobre por que compramos.** Rio de Janeiro: HarperCollins Brasil, 2020.

MORA, L. S.; ESCOBAR, E. C. **Percepção da qualidade dos serviços de saúde ofertados em clínicas e consultórios no estado de Minas Gerais.** In: NETO, S. E. R.; ESCOBAR, E. C. (org.). *I Simpósio Nacional de Odontologia do Ecossistema Ânima: odontologia em foco.* 1. ed. São Paulo: Ânima Educação, 2024. v. 1, p. 19–23.

OLIVEIRA, G. S.; SANTOS, P. C. R.; LUZ, R.; ESCOBAR, E. C. **Percepção da qualidade dos serviços de saúde ofertados em clínicas e consultórios no estado de São Paulo.** In: NETO, S. E. R.; ESCOBAR, E. C. (org.). *I Simpósio Nacional de Odontologia do Ecossistema Ânima: odontologia em foco.* 1. ed. São Paulo: Ânima Educação, 2024. v. 1, p. 74–83.

SANTOS, V. P.; XAVIER, D. P.; ESCOBAR, E. C. **Percepção da qualidade dos serviços de saúde ofertados em clínicas e consultórios no estado da Bahia.** In: NETO, S. E. R.; ESCOBAR, E. C. (org.). *I Simpósio Nacional de Odontologia do Ecossistema Ânima: odontologia em foco.* 1. ed. São Paulo: Ânima Educação, 2024. v. 1, p. 24–28.

SOUZA, J.; ESCOBAR, E. C. **Percepção da qualidade dos serviços de saúde ofertados em clínicas e consultórios na região de Goiás.** In: NETO, S. E. R.; ESCOBAR, E. C. (org.). *I Simpósio Nacional de Odontologia do Ecossistema Ânima: odontologia em foco.* 1. ed. São Paulo: Ânima Educação, 2024. v. 1, p. 14–18.

ZALTMAN, Gerald. **How customers think: essential insights into the mind of the market.** Boston: Harvard Business School Press, 2003.

Capítulo 15 – Marketing de Serviços da Saúde: Estratégias para Clínicas e Consultórios

O marketing de serviços da saúde tem como objetivo fortalecer a relação entre profissionais, clínicas, consultórios e seus clientes, assegurando experiências positivas, confiança e reconhecimento no mercado. Diferente de outros setores, a saúde exige um posicionamento ético, responsável e alinhado às normas profissionais. A aplicação adequada dos princípios de marketing auxilia no crescimento sustentável, aumenta a fidelização e posiciona o serviço como referência.

Nos últimos anos cada vez mais profissionais da saúde têm buscado informações sobre ferramentas para impulsionar o Marketing pessoal /profissional ou de seus consultórios. O gráfico 1 ilustra essa crescente procura em ferramentas de busca como o Google.

Gráfico 1: Buscas por conteúdo de Marketing de Serviços da Saúde nos últimos anos

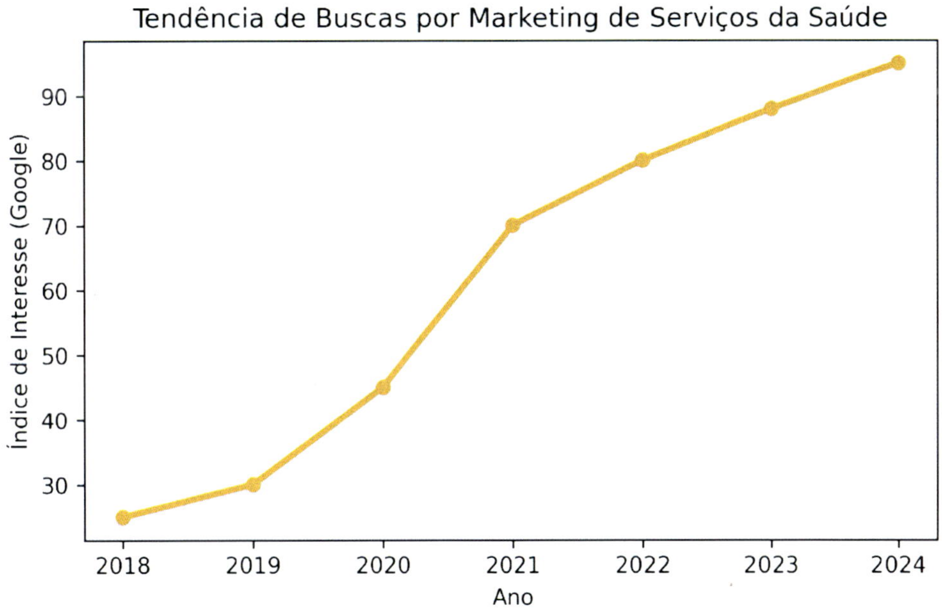

Este capítulo aborda conceitos fundamentais aplicados à realidade de clínicas e consultórios, considerando estudo de mercado, presença digital, ética, marketing de experiência, buzz marketing, os 7Ps dos serviços e Marketing Digital além de exercícios práticos e referências atualizadas.

Estudo de Mercado em Serviços da Saúde

Realizar um estudo de mercado é essencial para compreender o comportamento do cliente, identificar oportunidades e direcionar estratégias.

Principais elementos do estudo de mercado:

- **Perfil do cliente:** faixa etária, necessidades, hábitos de busca, renda e expectativas.
- **Concorrência:** análise de diferenciais, preços, posicionamento e reputação.

- **Tendências do setor:** tecnologias adotadas, novos procedimentos, demandas estéticas e assistenciais.
- **Regulação:** leis, resoluções e limites éticos.

A tabela 1 resume os componentes de estudo do mercado dos serviços da saúde

Tabela 1 – Componentes do Estudo de Mercado

Elemento	Descrição	Como aplicar
Perfil do cliente	Características e necessidades do público	Pesquisas, formulários, análise de histórico
Concorrência	Serviços similares na região	Benchmarking, visitas, análise digital
Tendências	Mudanças e avanços no setor	Leituras técnicas, eventos, cursos
Regulação	Normas legais e éticas	Consulta às entidades profissionais

Presença Digital para Clínicas e Consultórios

O ambiente digital tornou-se indispensável para visibilidade e autoridade profissional. Uma presença estruturada aumenta confiança, atrai novos clientes e fortalece a imagem da marca.

Elementos essenciais da presença digital:

- **Site profissional responsivo** com informações claras.
- **Perfis em redes sociais** com conteúdo educativo.
- **Google Meu Negócio** atualizado para presença local.
- **Produção de conteúdo** (reels, posts, artigos, vídeos explicativos).
- **Prova social:** depoimentos, avaliações e cases autorizados.

Cuidados importantes:

- Conformidade com as normas dos conselhos profissionais (CFO, CFM, COFFITO, CFO, etc.).
- Não realizar a promessa de resultados.
- Não promover a exposição de clientes sem consentimento formal.
- Foco na educação e orientação, jamais na autopromoção exagerada.

Ética Aplicada ao Marketing em Saúde

A ética é o fundamento central do marketing em saúde. Toda ação promocional deve respeitar normas legais, regulatórias e morais.

Princípios éticos fundamentais:

- Transparência: informações claras e verdadeiras.

- Responsabilidade: evitar sensacionalismo ou promessas de cura.
- Confidencialidade: preservação de dados e identidade do cliente.
- Consentimento: autorização por escrito para uso de imagem.
- Respeito à vulnerabilidade do cliente.

Cada profissão da área da saúde possui um Código de ética próprio que pode é disponibilizado pelos conselhos federais. É fundamental respeitar o código de ética da profissão.

A tabela 2 resume ações de Marketing em Serviços da Saúde

Tabela 2 – O que pode e o que não pode no marketing em saúde

Prática	**Permitido**	**Proibido**
Antes e depois	Apenas com regras específicas e consentimento	Exposição que induza promessa de resultado
Linguagem utilizada	Informativa e educativa	Sensacionalista, comparativa ou enganosa
Divulgação	Conteúdo técnico e orientativo	Preços, promoções, combos
Imagem de clientes	Com autorização formal	Sem consentimento ou em situações de vulnerabilidade

Os 7Ps do Marketing de Serviços Aplicados à Saúde

Os 7Ps são adaptados para a realidade dos serviços assistenciais e estéticos.

I. Produto/ Serviço

É o serviço ofertado (consulta, procedimento, avaliação, tratamento). Deve ser claro, fundamentado e atualizado.

II. Preço

Precificação baseada em custos, experiência profissional, valor percebido e concorrência.

III. Praça (Local)

Infraestrutura acessível, ambiente acolhedor, localização estratégica e canais de atendimento.

IV. Promoção

Ações de comunicação ética, incluindo conteúdo digital, eventos e parcerias.

V. Pessoas

Equipe treinada, empática, bem comunicada e comprometida com a experiência do cliente.

VI. Processos

Fluxos de atendimento, agendamento, pagamento, acolhimento e follow-up.

VII. Evidências físicas

Ambiente, mobiliário, limpeza, identidade visual, roupas da equipe e materiais.

A tabela 3 resume os 7 Os de Marketing de Serviços da Saúde

Tabela 3 – Os 7Ps do Marketing de Serviços da Saúde

"P"	Aplicação na saúde
Produto/Serviço	Procedimentos confiáveis e atualizados
Preço	Transparência e coerência com valor entregue
Praça	Conforto, acessibilidade e organização
Promoção	Conteúdo ético e educativo
Pessoas	Empatia, comunicação e acolhimento
Processos	Agilidade, clareza e padronização
Evidências físicas	Ambiente agradável e profissional

Marketing de Experiência

Marketing de experiência se baseia em proporcionar vivências positivas em cada ponto da jornada do cliente, conforme abordamos no capítulo anterior.

Etapas da experiência:

- Primeira impressão (telefone, WhatsApp, redes sociais)
- Acolhimento na recepção
- Tempo de espera
- Comunicação durante o atendimento
- Encerramento humanizado
- Acompanhamento pós-consulta

Elementos que constroem experiência memorável:

- Empatia genuína
- Comunicação clara
- Ambiente acolhedor
- Pontualidade
- Respeito à individualidade

A experiência pode ser planejada e construída durante a oferta do serviço da saúde.

Buzz Marketing e Reputação Profissional

Buzz marketing ocorre quando clientes divulgam espontaneamente sua satisfação. É o Marketing mais efetivo na captação de novos clientes e nasce da experiência promovida pelo profissional durante a oferta do serviço. Na saúde, isso deve ocorrer de forma orgânica e ética.

Em recente pesquisa sobre a percepção de qualidade dos serviços odontológicos ofertados por clínicas e consultórios em diferentes regiões do Brasil, observamos que a indicação continua sendo o ponto mais relevante na escolha do cirurgião dentista.

Quando questionados sobre como escolhem a clínica ou consultório para agendamento da primeira consulta, a Indicação de amigos e familiares foi a opção apontada por 58,6% dos respondentes, a indicação de outro profissional foi apontada como principal fator de escolha por 25% dos respondentes. Já a escolha após consulta a Sites de Busca, foi apontada por 8,6% dos respondentes e as Redes Sociais por 6,9% dos respondentes.

Formas de gerar buzz:

- Atendimento excepcional
- Comunicação clara
- Conteúdo de alto valor
- Pequenos encantamentos
- Cumprimento de expectativas de forma consistente

Captação e Fidelização de Clientes

Estratégias de captação:

- Conteúdo digital educativo
- Parcerias com outros profissionais
- Indicações
- Presença local fortalecida

Estratégias de fidelização:

- Manutenção de relacionamento
- Acompanhamento pós-atendimento
- Programas informativos
- Pesquisa de satisfação contínua

Visibilidade e Marketing Digital: Transformando Buscas em Clientes

A internet hoje é um importante ponto de partida para quem procura um profissional de saúde. Mesmo que seja para conhecer melhor um profissional indicado antes de agendar uma consulta. Dados recentes indicam que a maioria das pessoas usa ferramentas de busca para pesquisar sintomas e tratamentos, também utilizam essa ferramenta para localizar profissionais especialistas. O cliente analisa o profissional, sua presença digital e experiência antes mesmo de entrar em contato com o consultório.

Quem não aparece bem posicionado nas primeiras páginas de resultados do buscador corre o risco de não ser considerado pelos clientes, mesmo que seja altamente qualificado tecnicamente.

Essa busca digital conduz naturalmente ao interesse por temas como SEO (Search Engine Optimization), Google Meu Negócio e estratégias de marketing de conteúdo.

Profissionais estão buscando entender como criar um site responsivo, otimizado para aparelhos móveis, com velocidade de carregamento adequada e segurança (SSL), para que seu consultório seja encontrado facilmente quando os potenciais clientes digitam termos como "especialista perto de mim" ou "especialidade".

Além disso, há uma dificuldade prática comum percebida pelos profissionais: muitos recorrem a sites de buscas como por exemplo o Google sem saber se isso está realmente gerando agendamentos ou apenas tráfego sem conversão, o que tem levado à procura por ferramentas que transformem visitas virtuais em consultas marcadas e em fidelização de longo prazo.

Estratégias de Otimização e Posicionamento Online

Os profissionais da saúde não buscam apenas "estar na internet", eles buscam ser encontrados pelos clientes certos. Uma das demandas mais frequentes é aprender como aparecer de forma eficiente nos resultados de busca local, principalmente em plataformas como Google Meu Negócio, que permite listar endereço, horário, avaliações e serviços de forma que o cliente possa realizar um agendamento online.

Esse interesse se relaciona à necessidade de estabelecer uma presença digital sólida antes mesmo do primeiro contato, sabendo que muitos potenciais clientes decidem com base nas informações encontradas online. Profissionais buscam entender o que diferencia um site que simplesmente existe de um que realmente converte visitantes em consultas agendadas. Nesse contexto, técnicas de SEO, produção contínua de conteúdo e cuidado com avaliações e reputação online são de grande importância.

Conteúdo Digital como Ferramenta de Educação e Fidelização – Marketing de Conteúdo

A produção de textos, vídeos e informações que respondam às perguntas que os clientes já estão digitando no Google. Esse tipo de conteúdo não apenas melhora a posição nos mecanismos de busca, como também fortalece a autoridade do profissional, educa os clientes e diminui a distância entre quem procura por saúde e quem pode atendê-los.

Profissionais da saúde precisam criar textos explicativos, baseados em evidências, que equilibrem rigor científico com acessibilidade, para que esse conteúdo não só atraia visitantes, mas gere confiança e engajamento. O principal objetivo é permitir que o cliente chegue até o profissional confiante por compreender que o profissional escolhido possui o conhecimento técnico-científico necessário para atender às suas expectativas.

Exercícios Práticos

Exercício 1 – Mapeamento da Jornada do Cliente

1. Liste todos os pontos de contato do cliente.
2. Avalie: o que funciona bem? O que precisa melhorar?
3. Proponha três ações de melhoria imediata.

Exercício 2 – Auditoria de Presença Digital

1. Analise seus perfis digitais e site.
2. Verifique coerência visual, clareza e ética.
3. Liste 5 melhorias possíveis.

Exercício 3 – Avaliação da Experiência do Cliente

1. Aplique pesquisa anônima com perguntas objetivas.
2. Avalie índices de satisfação.
3. Implemente ajustes e reavalie após 60 dias.

Exercício 4 – 7Ps na Prática

Crie um diagnóstico do seu serviço aplicando cada P e identificando pontos fortes e fracos.

Referências Bibliográficas

ALMEIDA, R. P.; SOUZA, A. C. Marketing aplicado à saúde: estratégias e práticas para clínicas modernas. São Paulo: Atlas, 2024.

BERRY, L.; PARASURAMAN, A.; ZEITHAML, V. Delivering quality service: balancing customer perceptions and expectations. New York: Free Press, 2020.

FITZSIMMONS, J. A.; FITZSIMMONS, M. J.; BORDOLOI, S. Administração de serviços. 10. ed. Porto Alegre: AMGH, 2022.

KOTLER, P.; KELLER, K. L. Administração de marketing. 16. ed. São Paulo: Pearson, 2024.

LIMEIRA, T. M. Marketing de serviços profissionais: gestão, posicionamento e experiência. Rio de Janeiro: Elsevier, 2023.

MORA, L. S.; ESCOBAR, E. C. **Percepção da qualidade dos serviços de saúde ofertados em clínicas e consultórios no estado de Minas Gerais.** In: NETO, S. E. R.; ESCOBAR, E. C. (org.). *I Simpósio Nacional de Odontologia do Ecossistema Ânima: odontologia em foco*. 1. ed. São Paulo: Ânima Educação, 2024. v. 1, p. 19–23.

OLIVEIRA, G. S.; SANTOS, P. C. R.; LUZ, R.; ESCOBAR, E. C. **Percepção da qualidade dos serviços de saúde ofertados em clínicas e consultórios no estado de São Paulo.** In: NETO, S. E. R.; ESCOBAR, E. C. (org.). *I Simpósio Nacional de Odontologia do Ecossistema Ânima: odontologia em foco*. 1. ed. São Paulo: Ânima Educação, 2024. v. 1, p. 74–83.

SANTOS, V. P.; XAVIER, D. P.; ESCOBAR, E. C. **Percepção da qualidade dos serviços de saúde ofertados em clínicas e consultórios no estado da Bahia.** In: NETO, S. E. R.; ESCOBAR, E. C. (org.). *I Simpósio Nacional de Odontologia do Ecossistema Ânima: odontologia em foco*. 1. ed. São Paulo: Ânima Educação, 2024. v. 1, p. 24–28.

SOUZA, J.; ESCOBAR, E. C. **Percepção da qualidade dos serviços de saúde ofertados em clínicas e consultórios na região de Goiás.** In: NETO, S. E. R.; ESCOBAR, E. C. (org.). *I Simpósio Nacional de Odontologia do Ecossistema Ânima: odontologia em foco*. 1. ed. São Paulo: Ânima Educação, 2024. v. 1, p. 14–18.

REZENDE, M.; OLIVEIRA, F. Estratégias digitais em serviços da saúde: comunicação, ética e autoridade. Belo Horizonte: Vozes, 2024.

Capítulo 16 - Método GESTAR – Método Proprietário de Gestão para Serviços da Saúde

Este método organiza a aplicação das ferramentas de análise e gestão de forma lógica, progressiva e aplicável à realidade da saúde:

G – Gerar diagnóstico real do problema
E – Estruturar causas e impactos
S – Sistematizar ações viáveis
T – Testar e implementar melhorias
A – Avaliar resultados com indicadores
R – Refinar e padronizar processos

O Diagrama de Ishikawa, o 5W2H e o PDCA se integram naturalmente dentro desse fluxo.

1. Diagrama de Ishikawa aplicado a um caso real da saúde

(Etapas G e E do Método GESTAR)

Caso prático

Uma clínica multiprofissional observa aumento nas reclamações de clientes relacionadas a atrasos no atendimento, sensação de desorganização e queda na taxa de retorno.

Aplicação do Diagrama de Ishikawa

Problema central: Insatisfação do cliente com o atendimento.

Método:

Agenda sem tempo de contingência.

Ausência de protocolos para encaixes e urgências.

Mão de obra:

Recepcionistas sem treinamento em gestão de agenda.

Profissionais assistenciais iniciando atendimentos fora do horário.

Máquina:

Sistema de agendamento instável.

Falhas frequentes no prontuário eletrônico.

Material:

Fichas incompletas no pré-atendimento.

Falta de padronização nos formulários.

Meio ambiente:

Layout inadequado da recepção.

Ruído excessivo e falta de privacidade.

Medida:

Ausência de indicadores de tempo médio de espera.

Não monitoramento de satisfação do cliente.

Resultado esperado

O Diagrama permite que a equipe compreenda que o problema não é "falta de comprometimento", mas falhas sistêmicas no processo de atendimento.

5W2H aplicado ao plano de melhoria

(Etapa S do Método GESTAR)

A partir do diagnóstico, estrutura-se um plano de ação.

What (o quê): Reorganizar o processo de agendamento e atendimento.

Why (por quê): Reduzir atrasos e melhorar a experiência do cliente.

Where (onde): Recepção e agenda clínica.

When (quando): Implantação em 30 dias.

Who (quem): Gestor da clínica + recepção

How(como): criação de protocolos de agenda, treinamento da recepção, definição de tempo padrão por atendimento, inclusão de margem de segurança entre consultas.

How much (quanto custa): treinamento interno, ajustes no sistema de agenda, custo estimado inferior ao prejuízo gerado pela evasão de clientes.

Resultado esperado

O 5W2H transforma um problema abstrato em um plano estruturado, mensurável e executável, reduzindo improvisações e conflitos internos.

PDCA aplicado à melhoria contínua do atendimento

(Etapas T, A e R do Método GESTAR)

Plan (Planejar)

- Utilizar o Ishikawa para diagnóstico.
- Estruturar o 5W2H com ações prioritárias.
- Definir indicadores: tempo médio de espera, taxa de retorno, NPS.

Do (Executar)

- Treinar a equipe de recepção.
- Implantar novos protocolos de agenda.
- Ajustar o fluxo físico da recepção.

Check (Verificar)

- Monitorar indicadores semanalmente.
- Aplicar pesquisa breve de satisfação.
- Comparar dados antes e depois da intervenção.

Act (Agir)

- Padronizar o novo modelo de atendimento.
- Ajustar pontos ainda frágeis.
- Reiniciar o ciclo com foco em outro processo crítico (ex.: pós-atendimento).

Resultado esperado

O serviço passa a operar com lógica de aprendizado contínuo, reduzindo retrabalho, conflitos e insatisfação do cliente.

A tabela 1 apresenta de forma resumida a integração das ferramentas Ishikawa, 5W2H e PCDA no método G.E.S.T.A.R

Tabela 1: Integração das ferramentas ao Método GESTAR

Etapa do Método	**Ferramenta Utilizada**	**Objetivo**
Gerar diagnóstico	Ishikawa	Identificar causas reais
Estruturar causas	Ishikawa	Pensamento sistêmico
Sistematizar ações	5W2H	Planejamento claro
Testar melhorias	PDCA – Do	Implementação controlada
Avaliar resultados	PDCA – Check MIEPS – Eixos de indicadores	Análise por indicadores
Refinar e padronizar	PDCA – Act	Sustentabilidade
Aprimoramento contínuo	MIEPS	Diferencial no Mercado

A Aplicação prática desse método permite que o profissional da saúde: deixe de atuar de forma reativa; compreenda processos como sistemas vivos; tome decisões baseadas em dados, não em achismos; aumente a eficiência operacional sem comprometer a ética; transforme gestão em diferencial competitivo.

A figura 1 ilustra de forma resumida o método G.E.S.T.A.R

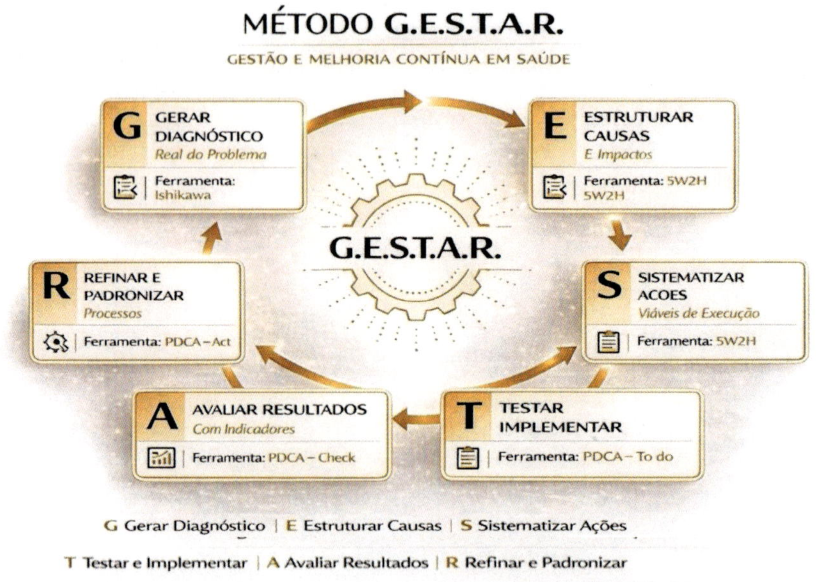

Figura 1 Método G.E.S.T.A.R: Gestão e melhoria contínua em Serviços da Saúde

Integração do Cálculo do Valor da Hora ao Método GESTAR

O método GESTAR estrutura a gestão do serviço de saúde em ciclos inteligentes de decisão. O valor da hora não é um cálculo isolado: ele atravessa todas as fases do método e sustenta a coerência entre gestão, estratégia e resultado financeiro.

G – Gerar consciência financeira

Nesta fase, o profissional compreende que:

- Faturamento não é lucro
- Agenda cheia não significa sustentabilidade
- O tempo clínico é um recurso finito e estratégico

Aqui entra o levantamento completo dos custos diretos e indiretos, incluindo a retirada profissional, encerrando o mito de que "o que sobra é lucro".

O cálculo do valor da hora começa quando o profissional entende quanto custa existir como serviço.

E – Estruturar custos e capacidade produtiva

Nesta etapa:

- Os custos são organizados mensalmente
- Define-se a capacidade produtiva real, não ideal
- Aplica-se a taxa de ocupação segura (70–80% de acordo com a realidade do profissional)

O valor da hora nasce da relação entre:

Custo Total Mensal ÷ Horas Produtivas Ajustadas

Aqui, o profissional percebe que:

"Não é o preço que define se o negócio se sustenta, é a estrutura."

S – Sustentar o posicionamento

O valor da hora calculado precisa ser:

- Compatível com o público-alvo
- Coerente com a experiência entregue
- Alinhado ao posicionamento estratégico

No método GESTAR, não se reduz valor da hora para caber no mercado. Ajusta-se:

- Público
- Proposta de valor
- Experiência
- Portfólio de serviços

O valor da hora passa a ser decisão estratégica, não matemática defensiva.

T – Transformar custo em valor percebido

Aqui, o valor da hora sustenta:

- Precificação correta
- Comunicação clara de valor
- Segurança na negociação

O profissional deixa de justificar preço e passa a sustentar valor, pois sabe:

- Quanto custa
- Por que custa
- Para quem faz sentido

A – Avaliar indicadores financeiros

O valor da hora vira indicador:

- Rentabilidade por serviço
- Eficiência da agenda
- Impacto da ociosidade
- Capacidade de reinvestimento

Ele passa a ser acompanhado, não recalculado apenas em crise.

R – Recalibrar para crescer

O valor da hora é revisado quando:

- Custos aumentam
- Posicionamento muda
- Experiência evolui
- Complexidade clínica cresce

No método GESTAR, crescimento sem recalibragem gera exaustão, não prosperidade.

A figura 2 ilustra a aplicação do método GESTAR ao cálculo do valor da hora profissional.

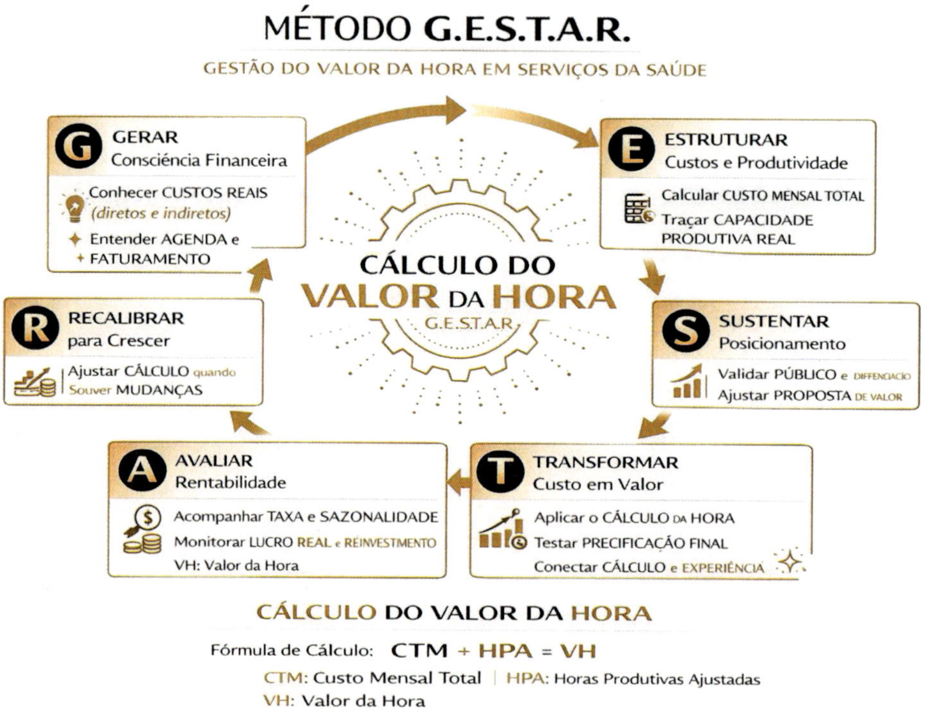

Figura 2: Método GESTAR aplicado ao cálculo do valor da hora profissional

Diagnóstico de Maturidade Financeira do Profissional da Saúde - Integrado ao Método GESTAR

Objetivo

Avaliar o nível de maturidade financeira do profissional e indicar qual decisão estratégica é mais segura no momento atual.

INSTRUÇÕES

Marque a alternativa que mais representa sua realidade atual.

1. Conhecimento dos custos

☐ Não sei exatamente meus custos mensais

☐ Sei parte dos custos, mas não todos

☐ Conheço custos diretos e indiretos detalhadamente

2. Valor da hora

☐ Nunca calculei

☐ Já calculei, mas não uso para decidir

☐ Uso o valor da hora como base de precificação

3. Agenda e capacidade produtiva

☐ Agenda cheia, mas renda instável

☐ Agenda razoável, mas sem previsibilidade

☐ Agenda planejada com taxa de ocupação controlada

4. Precificação

☐ Baseada em concorrência

☐ Baseada em "quanto o cliente aceita pagar"

☐ Baseada em custo, valor da hora e margem

5. Margem e reinvestimento

☐ Não sobra recurso

☐ Sobra eventualmente

☐ Existe margem planejada para reinvestir

6. Segurança nas decisões financeiras

☐ Tenho medo de aumentar preços

☐ Ajusto preços com insegurança

☐ Tomo decisões financeiras com clareza

RESULTADO DO DIAGNÓSTICO

Nível 1 – Sobrevivência Financeira

Maioria das respostas na 1ª alternativa.

Risco:

- Trabalho intenso
- Baixa previsibilidade
- Exaustão profissional

Ação no método GESTAR:

Foco total em **G e E** (Consciência e Estrutura)

Nível 2 – Estabilidade Frágil

Maioria das respostas na 2ª alternativa.

Risco:

- Estagnação
- Dependência da agenda cheia

Ação no método GESTAR:
Avançar para **S e T** (Posicionamento e Valor)

Nível 3 – Maturidade Financeira

Maioria das respostas na 3ª alternativa.

Força:

- Clareza
- Sustentabilidade
- Capacidade de crescimento

Ação no método GESTAR:
Consolidar **A e R** (Avaliação e Recalibragem)

"Maturidade financeira não é ganhar mais. É saber exatamente por que você ganha, quanto custa, quanto sobra e como crescer sem se perder."

Aplicação do Método GESTAR® ao Marketing do Profissional da Saúde

Reconhecimento, Autoridade e Sustentabilidade

O marketing em serviços da saúde não pode ser tratado como mera divulgação. Ele é uma extensão direta da prática clínica, da ética profissional e da experiência oferecida ao cliente. Quando mal conduzido, gera ruído, desconfiança e desgaste. Quando estruturado com método, torna-se uma poderosa ferramenta de educação, posicionamento e construção de autoridade.

O Método GESTAR®, ao ser aplicado ao marketing do profissional da saúde, organiza a comunicação de forma estratégica, ética e sustentável, evitando ações impulsivas e desconectadas da realidade do serviço.

G – Gerar Consciência de Posicionamento e Identidade

No marketing, tudo começa com consciência. O profissional precisa compreender claramente quem ele é, para quem fala e por que deve ser reconhecido.

Nesta etapa, o método conduz o profissional a refletir sobre:

- Sua identidade profissional
- Seu diferencial real (não o desejado)
- Seu momento de carreira
- Seu público prioritário
- O problema que resolve melhor do que outros

Impacto no marketing:

Sem essa consciência, o profissional:

- Comunica-se de forma genérica
- Alterna discursos
- Imita concorrentes
- Atrai clientes desalinhados

Com consciência, o marketing deixa de ser exposição e passa a ser posicionamento intencional.

E – Estruturar Estratégia e Presença Digital

Com identidade clara, o próximo passo é estruturar.

Nesta fase, o GESTAR organiza:

- Presença digital mínima e estratégica
- Canais adequados ao público (Instagram, site, Google, indicações)
- Frequência possível e sustentável
- Linguagem compatível com o perfil do cliente
- Limites éticos e regulatórios

Impacto no marketing:

O profissional sai do improviso e:

- Comunica com coerência
- Mantém constância sem exaustão
- Reduz ansiedade por resultados imediatos

Marketing estruturado gera confiança silenciosa.

S – Sustentar Posicionamento com Conteúdo de Valor

Autoridade não se constrói com volume, mas com consistência.

Nesta etapa, o método orienta o profissional a:

- Produzir conteúdo educativo
- Traduzir conhecimento técnico em linguagem acessível
- Repetir mensagens-chave sem medo
- Evitar promessas, comparações e autopromoção excessiva

Impacto no marketing:

O profissional passa a ser:

- Referência no tema
- Fonte confiável
- Lembrado no momento da decisão

Sustentar posicionamento exige coragem para não agradar a todos.

T – Transformar Visibilidade em Agendamento Consciente

Visibilidade sem conversão gera frustração. O GESTAR integra marketing à experiência real do serviço.

Nesta fase, o método orienta:

- Comunicação clara do processo de atendimento
- Redução da ansiedade do cliente
- Clareza sobre valores, etapas e expectativas
- Convites éticos ao agendamento

Impacto no marketing:

O cliente:

- Entende o serviço antes de agendar
- Confia no profissional
- Chega mais preparado e alinhado

Marketing eficiente não convence, conduz com segurança.

A – Avaliar Impacto, Autoridade e Retorno

Marketing em saúde deve ser avaliado além de curtidas.

O método orienta a avaliação de:

- Qualidade dos clientes captados
- Taxa de conversão em agendamento
- Retenção e fidelização
- Indicações espontâneas

- Coerência entre discurso e experiência

Impacto no marketing:

O profissional deixa de buscar “alcance” e passa a buscar relevância.

R – Recalibrar Estratégia para Crescer com Coerência

Com base nos resultados, o GESTAR conduz ajustes conscientes:

- Refinamento do público
- Ajuste de linguagem
- Evolução do posicionamento
- Ampliação de autoridade

O crescimento acontece sem:

- Perda de identidade
- Violação ética
- Sobrecarga emocional

A figura 3 sintetiza o método GESTAR aplicado ao Marketing do Profissional da Saúde

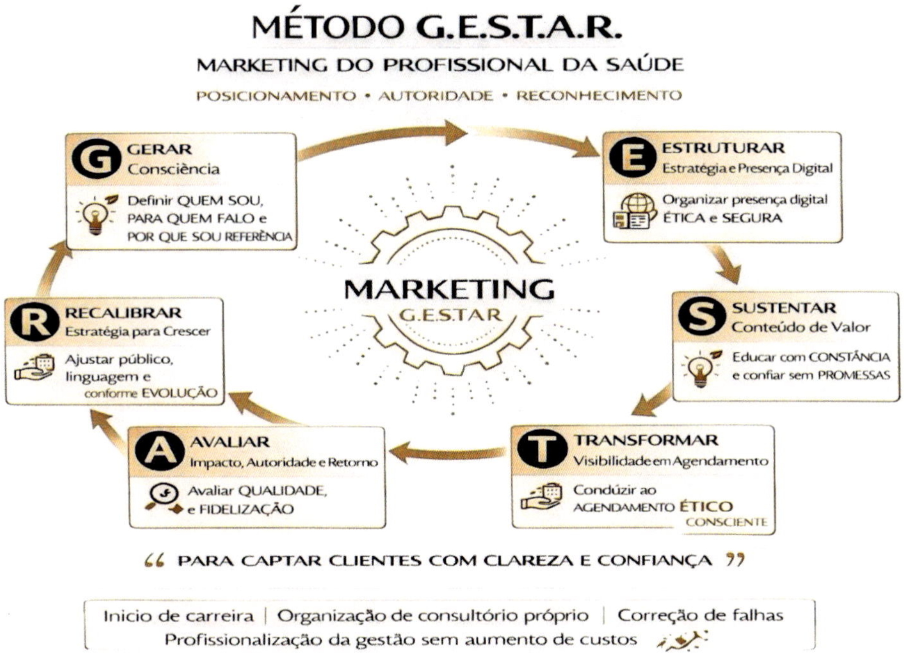

Figura 3: Método GESTAR aplicado ao Marketing

No Método GESTAR, o marketing do profissional da saúde não é um palco de exposição, mas um espaço de construção de confiança, autoridade e reconhecimento sustentado pela entrega real do serviço.

"Autoridade não se constrói falando mais alto, mas falando com clareza, coerência e constância."

Aplicação do Método GESTAR na Mentoria

Na mentoria, o **Método GESTAR.** pode ser aplicado:

- ao início de carreira;
- à organização de consultório próprio;
- à correção de falhas em clínicas já estruturadas;
- à profissionalização da gestão sem aumento excessivo de custos.
- ao aprimoramento profissional

Framework do Método GESTAR aplicado à Mentoria Profissional em Saúde

O método GESTAR® aplicado à mentoria profissional foi concebido para apoiar o profissional da saúde em decisões estratégicas ao longo de toda a sua trajetória, respeitando o tempo, o nível de maturidade, os recursos disponíveis e os objetivos pessoais e profissionais. Trata-se de um método adaptativo, que não impõe soluções prontas, mas conduz à melhor decisão possível para cada momento da carreira.

O GESTAR atua como um sistema de leitura da realidade profissional, organização de decisões e sustentação do crescimento com equilíbrio financeiro, técnico e emocional.

G – Gerar Consciência Profissional e Estratégica

Na mentoria, esta etapa tem como foco ampliar a consciência do profissional sobre sua realidade atual.

Independentemente do momento da carreira, o mentorado é conduzido a compreender:

- Quem ele é como profissional
- Onde está na carreira
- Quais são suas competências técnicas e comportamentais
- Quais são suas limitações atuais
- Como está sua relação com dinheiro, tempo e trabalho

Aplicações práticas:

- Início de carreira: entendimento realista das possibilidades, evitando decisões precipitadas.
- Consultório próprio: clareza entre desejo e viabilidade.
- Clínicas estruturadas: identificação de zonas cegas da gestão.
- Profissionalização sem aumento de custos: consciência do que já existe e está subutilizado.
- Aprimoramento profissional: leitura do próprio potencial de evolução.

Aqui, o mentor não entrega respostas, ajuda o profissional a enxergar.

E – Estruturar Caminhos, Recursos e Prioridades

Com consciência ampliada, o método avança para a estruturação.

Nesta fase, o mentorado aprende a:

- Organizar recursos técnicos, financeiros e emocionais
- Estruturar agenda, processos e prioridades
- Diferenciar urgência de importância
- Definir limites operacionais e pessoais

Aplicações práticas:

- Início de carreira: definição de trajetória possível e sustentável.
- Consultório próprio: estrutura mínima viável (financeira, legal e operacional).
- Correção de falhas: organização de processos sem retrabalho.
- Gestão sem aumento de custos: reestruturação antes de investir.
- Aprimoramento: planejamento de certificações e especializações.

O foco é organizar antes de expandir.

S – Sustentar Posicionamento e Identidade Profissional

Aqui, o GESTAR atua fortemente na mentoria estratégica.

O profissional passa a:

- Definir com clareza seu posicionamento
- Escolher o público com quem deseja trabalhar
- Sustentar decisões sem comparação excessiva com concorrentes
- Alinhar prática clínica, comunicação e valores

Aplicações práticas:

- Início de carreira: evitar dispersão e insegurança.
- Consultório próprio: alinhar proposta de valor ao público-alvo.
- Clínicas estruturadas: corrigir incoerências entre discurso e prática.
- Gestão profissional: fortalecer marca pessoal e institucional.
- Aprimoramento: direcionar desenvolvimento técnico com propósito.

Sustentar posicionamento evita desgaste, conflitos e decisões incoerentes.

T – Transformar Conhecimento em Resultado

Nesta etapa, a mentoria conduz o profissional à ação consciente.

O método ajuda a:

- Transformar conhecimento técnico em valor percebido
- Aplicar gestão sem burocratizar
- Tomar decisões com base em dados, não em medo
- Implementar mudanças de forma progressiva

Aplicações práticas:

- Início de carreira: primeiras decisões profissionais estruturadas.
- Consultório próprio: implantação gradual e segura.
- Correção de falhas: ajustes cirúrgicos, não rupturas.
- Gestão sem custos: otimização de processos existentes.
- Aprimoramento: aplicação prática do aprendizado contínuo.

Aqui, o profissional deixa de "estudar gestão" e passa a praticar gestão.

A – Avaliar Resultados e Impactos

O GESTAR integra avaliação como prática contínua, não como controle punitivo.

Na mentoria, o profissional aprende a avaliar:

- Resultados financeiros
- Qualidade do atendimento
- Satisfação do cliente
- Qualidade de vida profissional e pessoal
- Evolução da carreira

Aplicações práticas:

- Início de carreira: ajustes precoces e seguros.
- Consultório próprio: leitura de viabilidade e crescimento.
- Clínicas estruturadas: identificação de gargalos reais.
- Gestão profissional: monitoramento sem aumento de complexidade.
- Aprimoramento: validação do retorno sobre investimentos educacionais.

Avaliar evita insistir em caminhos que não fazem sentido.

R – Recalibrar para Crescer com Sustentabilidade

A última etapa fecha o ciclo e prepara o próximo nível.

O profissional aprende a:

- Recalibrar metas
- Ajustar estratégias
- Evoluir sem perder identidade
- Crescer sem adoecer

Aplicações práticas:

- Início de carreira: amadurecimento profissional.
- Consultório próprio: expansão consciente.
- Correção de falhas: padronização após ajustes.
- Gestão sem custos: crescimento qualitativo.
- Aprimoramento: carreira como projeto de longo prazo.

No GESTAR, crescer não é fazer mais, é fazer melhor e com sentido.

Síntese do Framework GESTAR na Mentoria Profissional

A figura 4 sintetiza o método GESTAR aplicado à Mentoria Profissional

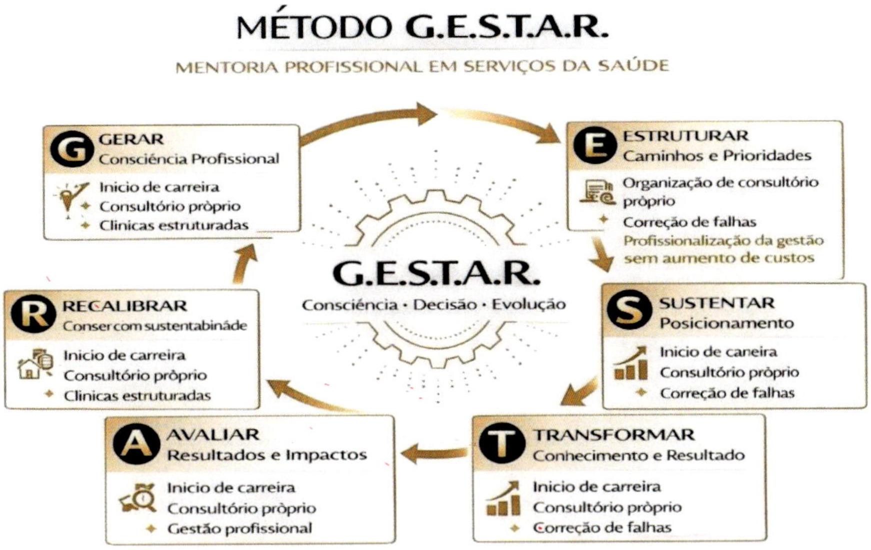

Figura 4: Método GESTAR aplicado à Mentoria Profissional

O Método GESTAR transforma a mentoria profissional em um processo estruturado de consciência, decisão e evolução, respeitando o tempo do profissional da saúde, seu momento financeiro e sua identidade, permitindo crescimento sustentável, profissionalização da gestão e aprimoramento contínuo sem perda do propósito clínico.

Referências Bibliográficas

ALBRECHT, Karl. **Revolução nos serviços: como as empresas podem revolucionar a maneira de tratar os clientes**. São Paulo: Pioneira, 2016.

ANDERSON, Eugene W.; FORNELL, Claes; MAZVANCHERYL, Sanal K. **Customer satisfaction and shareholder value**. Journal of Marketing, Chicago, v. 68, n. 4, p. 172–185, 2004.

BANDURA, Albert. **Self-efficacy: the exercise of control**. New York: W. H. Freeman, 1997.

BENNER, Patricia. **From novice to expert: excellence and power in clinical nursing practice**. Menlo Park: Addison-Wesley, 1984.

BITNER, Mary Jo; ZEITHAML, Valarie A.; GREMLER, Dwayne D. **Marketing de serviços: a empresa com foco no cliente**. 7. ed. Porto Alegre: AMGH, 2020.

BRASIL. Agência Nacional de Vigilância Sanitária. **Boas práticas de funcionamento para serviços de saúde**. Brasília, DF: ANVISA, 2023.

COSTA, Nilson do Rosário; MALIK, Ana Maria. **Gestão em saúde: conceitos, práticas e desafios**. Rio de Janeiro: Guanabara Koogan, 2020.

DE MORAES, Alexandre; RIBEIRO, José Luis Duarte. **Gestão por processos e melhoria contínua**. São Paulo: Atlas, 2019.

DRUCKER, Peter F. **Administração de organizações sem fins lucrativos: princípios e práticas**. São Paulo: Cengage Learning, 2018.

ERICSSON, K. Anders; POOL, Robert. **Pico: segredos da nova ciência da expertise**. Rio de Janeiro: Objetiva, 2016.

FITZSIMMONS, James A.; FITZSIMMONS, Mona J. **Administração de serviços: operações, estratégia e tecnologia da informação**. Porto Alegre: AMGH, 2014.

GOLDSMITH, Marshall. **Coaching for leadership**. San Francisco: Jossey-Bass, 2018.

KAHNEMAN, Daniel. **Rápido e devagar: duas formas de pensar**. Rio de Janeiro: Objetiva, 2012.

KNOWLES, Malcolm S.; HOLTON, Elwood F.; SWANSON, Richard A. **Aprendizagem de adultos: andragogia**. Porto Alegre: Penso, 2018.

KOTLER, Philip; KELLER, Kevin Lane. **Administração de marketing**. 15. ed. São Paulo: Pearson, 2019.

KOTLER, Philip; SHALOWITZ, Joel; STEVENS, Robert J. **Marketing estratégico para a área da saúde**. Porto Alegre: Bookman, 2021.

LOVELOCK, Christopher; WIRTZ, Jochen. **Marketing de serviços: pessoas, tecnologia e estratégia**. 8. ed. São Paulo: Pearson, 2020.

MALIK, Ana Maria; SCHIESARI, Laura Maria C. **Gestão da qualidade em saúde**. São Paulo: Manole, 2020.

MINTZBERG, Henry. **Managing**. San Francisco: Berrett-Koehler, 2013.

PINK, Daniel H. **Motivação 3.0: os novos fatores motivacionais**. Rio de Janeiro: Elsevier, 2010.

PORTER, Michael E.; TEISBERG, Elizabeth O. **Redefining health care: creating value-based competition on results**. Boston: Harvard Business School Press, 2006.

SENGE, Peter M. **A quinta disciplina: arte e prática da organização que aprende**. 6. ed. São Paulo: Best Seller, 2018.

SOUZA, Wanderley de; CAMPOS, Gastão Wagner de Sousa. **Gestão do trabalho em saúde**. São Paulo: Hucitec, 2019.

ZEITHAML, Valarie A.; BITNER, Mary Jo; GREMLER, Dwayne D. **Services marketing: integrating customer focus across the firm**. New York: McGraw-Hill, 2020.

*** Nota de posicionamento autoral**

O Método GESTAR não é a reprodução de nenhuma dessas obras, mas uma síntese proprietária, aplicada ao contexto dos serviços da saúde, construída a partir da intersecção entre: gestão estratégica e financeira de consultórios, marketing de serviços e experiência do cliente, neurociência aplicada à decisão e relacionamento, desenvolvimento profissional, mentoria e maturidade de carreira, melhoria contínua e processos.

Capítulo 17 – Novas Tecnologias nos Serviços da Saúde

Atualmente estamos vivendo um momento de inovação tecnológica. A tecnologia aplicada à saúde é uma realidade sem volta.

Inteligência artificial, aplicativos de diagnóstico, planejamento digital, impressão 3D, cirurgia guiada, robôs cirurgiões, robôs dentistas.

A inovação tecnológica é uma realidade, com desenvolvimento exponencial.

A tecnologia é uma grande aliada dos profissionais da saúde, planejamento digital e implantação de processos digitais fazem parte do serviço de saúde e são ferramentas que permitem que os profissionais consigam proporcionar aos clientes resultados técnicos de excelência.

Entretanto, a implantação de novas tecnologias nas soluções em saúde, impactam no preço dos procedimentos ofertados pelos profissionais da saúde para os clientes.

Para utilizar as novas tecnologias, é fundamental o conhecimento técnico científico atrelado à inovação tecnológica, o que demanda investimento em aprimoramento profissional.

Além disso, as novas tecnologias envolvem equipamentos de alto investimento e custo elevado de manutenção.

Dessa forma, os investimentos realizados pelos profissionais da saúde são repassados aos clientes que muitas vezes questionam a diferença de preço "do mesmo" serviço oferecido por colegas que não utilizam tais tecnologias.

Você investiu em aprimoramento profissional e está alinhado com as novas tendências do mercado tecnológico na área da saúde? Mostre aos seus clientes a tecnologia utilizada e os benefícios que a mesma proporciona quando comparada ao tratamento convencional, agregando dessa forma o valor real do serviço ofertado. Não basta utilizar a tecnologia, é importante demonstrar ao cliente o uso da mesma e seus benefícios.

Pensando em reduzir custos finais avalie as possibilidades de parcerias com empresas que oferecem os equipamentos, antes de investir na compra de um equipamento que em pouco tempo é substituído por outro com novas funcionalidades. Avalie as propostas de locação do equipamento e de contratação de parceiros in office.

Defina o perfil do serviço que deseja ofertar aos seus clientes e quando decidir por implantar novas tecnologias, lembre-se sempre de agregar a humanização ao atendimento clínico para atender às expectativas de seu cliente. Afinal ele escolheu você como profissional.

Visando permanecer em um mercado competitivo torna-se necessário o aprimoramento contínuo, a incorporação de novas tecnologias e a humanização no atendimento clínico.

Aplicação de Novas Tecnologias em Serviços da Saúde

A inovação tecnológica tem remodelado profundamente os serviços da saúde, ampliando a precisão diagnóstica, a segurança dos procedimentos, a eficiência operacional e a experiência do cliente. Em áreas como odontologia, medicina e estética, novas tecnologias têm impulsionado transformações que antes pareciam distantes, tornando os processos mais previsíveis, personalizados e acessíveis.

Panorama das Tecnologias Emergentes na Saúde

As tecnologias emergentes permitem integrar dados, automatizar processos e melhorar a tomada de decisão clínica.

Principais tendências:

- Inteligência Artificial (IA)
- Robótica e Navegação Cirúrgica
- Impressão 3D
- Telemedicina e Telessaúde
- Realidade Aumentada (AR) e Realidade Virtual (VR)
- Internet das Coisas (IoT) aplicada à saúde
- Wearables e monitoramento contínuo
- Sistemas de Diagnóstico Assistido por Computador

A tabela 1 resume as aplicações gerais das tecnologias emergentes aplicadas aos serviços da saúde.

Tabela 1 – Tecnologias emergentes e aplicações gerais

Tecnologia	**Aplicações**	**Benefícios**
IA	Apoio nos diagnósticos, apoio na análise de imagens, apoio na gestão	Precisão e rapidez
Robótica	Cirurgias, reabilitação	Menor invasividade, precisão
Impressão 3D	Próteses, guias cirúrgicos	Personalização
Teleatendimento	Consultas à distância	Acesso ampliado
AR/VR	Treinamento, planejamento	Simulação imersiva
IoT	Monitoramento remoto	Dados em tempo real

Tecnologias Aplicadas à Odontologia

A Odontologia é uma das áreas que mais evoluiu tecnologicamente na última década.

Tecnologias principais:

- Escaneamento intraoral 3D
- CAD/CAM odontológico
- Impressão 3D de próteses e guias cirúrgicos
- Laserterapia e fotobiomodulação
- Radiologia digital e tomografia de feixe cônico (CBCT)
- Inteligência artificial para análise de imagens e planejamento
- Prontuário eletrônico inteligente

A tabela 2 resume as tecnologias emergentes empregadas na Odontologia e seus impactos

Tabela 2 – Tecnologias odontológicas e seus impactos

Tecnologia	Aplicação Clínica	Impacto
Escâner 3D	Moldagens digitais	Conforto, precisão e rapidez
CAD/CAM	Prótese em uma sessão	Precisão e estética
Impressão 3D	Modelos, guias cirúrgicos	Previsibilidade, maior conforto para o cliente
Laser	Terapia e cirurgia	Menos dor e melhor cicatrização
CBCT	Planejamento	Diagnóstico detalhado impactando em plano de tratamento mais preciso

Tecnologias Aplicadas à Medicina

A Medicina vive uma revolução digital guiada por dados.

Destaques:

- Cirurgia robótica
- Prontuário eletrônico inteligente
- Diagnóstico preditivo com IA
- Medicina de precisão (análise genética)
- Telemedicina e telemonitoramento
- Wearables avançados

A tabela 3 resume algumas tecnologias emergentes aplicadas à Medicina e seus benefícios

Tabela 3 – Inovações médicas e seus benefícios

Tecnologia	Aplicação	Benefícios
Cirurgia robótica	Urologia, cardiologia	Precisão extrema
Genômica	Oncologia	Terapias personalizadas
IA com apoio ao diagnóstico	Radiologia, dermatologia	Agilidade, confirmação de diagnóstico
Telemedicina	Acompanhamento	Acesso e continuidade
Wearables	Monitoramento	Prevenção

Tecnologias Aplicadas à Estética

A área estética incorporou tecnologias avançadas que aumentam eficácia e segurança.

Tecnologias principais:

- Ultrassom microfocado (HIFU)
- Lasers fracionados e depilatórios
- Luz intensa pulsada (LIP)
- Radiofrequência multipolar
- Analisadores digitais de pele
- IA para simulação estética facial

A tabela 4 resume as aplicações e benefícios das principais tecnologias emergentes na área de estética

Tabela 4 – Tecnologias estéticas e vantagens

Tecnologia	**Indicação**	**Vantagens**
HIFU	Produção de Colágeno	Não invasivo
Laser	Manchas e rejuvenescimento	Precisão
LIP	Melhora global da pele	Versatilidade
Radiofrequência	Colágeno	Resultados progressivos
Scanner de pele	Diagnóstico	Personalização

Tecnologias Aplicadas à Fisioterapia

A Fisioterapia incorporou tecnologias que ampliam a precisão diagnóstica, aceleram a recuperação funcional e oferecem monitoramento contínuo.

Tecnologias principais

- Eletroestimulação neuromuscular (TENS e FES)
- Ultrassom terapêutico de alta precisão
- Realidade virtual para reabilitação motora
- Plataformas de força e estabilometria
- Exoesqueletos robóticos
- Fotobiomodulação (LED e Laser)

A tabela 5 resume as principais tecnologias emergentes aplicadas na fisioterapia e seus benefícios

Tabela 5 – Tecnologias na Fisioterapia e seus benefícios

Tecnologia	**Aplicação Clínica**	**Benefícios**
TENS/FES	Controle da dor e reabilitação	Analgesia e fortalecimento
Ultrassom terapêutico	Lesões musculares e tendíneas	Regeneração e redução de inflamação
Realidade Virtual	Reabilitação motora	Engajamento e neuroplasticidade
Plataformas de força	Avaliação e treino	Precisão diagnóstica
Exoesqueletos	Reabilitação avançada	Recuperação acelerada
Fotobiomodulação	Lesões musculares	Cicatrização

Tecnologias Aplicadas à Biomedicina

A Biomedicina é uma das áreas mais impactadas pela transformação digital e laboratorial.

Tecnologias principais

- Sequenciamento genético de nova geração (NGS)
- Automação laboratorial robótica
- Diagnóstico molecular digital
- Citometria de fluxo avançada
- IA no apoio à análise laboratorial
- Biossensores e nanotecnologia

A tabela 6 apresenta as principais tecnologias aplicadas na Biomedicina e seus benefícios

Tabela 6 – Tecnologias na Biomedicina e seus benefícios

Tecnologia	**Aplicação**	**Benefícios**
NGS	Genética e oncologia	Alta precisão
Automação robótica	Processos laboratoriais	Redução de erros
Diagnóstico molecular	Virologia e bacteriologia	Rapidez
Citometria de fluxo	Hemato-oncologia	Análises profundas
IA laboratorial	Exames e laudos	Padronização
Nanotecnologia	Biomarcadores	Detecção precoce

Tecnologias Aplicadas à Medicina Veterinária

A medicina veterinária evoluiu com tecnologias utilizadas tanto em humanos quanto em animais, ampliando a capacidade diagnóstica e terapêutica.

Tecnologias principais

- Ultrassonografia e tomografia veterinária
- Monitoramento remoto e wearables para pets
- IA para diagnóstico por imagem em animais
- Impressão 3D para próteses ortopédicas
- Cirurgia minimamente invasiva (laparoscopia)
- Telemedicina veterinária

A tabela 7 apresenta as principais tecnologias aplicada à Medicina Veterinária e seus benefícios

Tabela 7 – Tecnologias veterinárias e benefícios

Tecnologia	**Aplicação**	**Benefícios**
Ultrassom e tomografia	Diagnóstico geral	Precisão
Wearables pet	Monitoramento	Prevenção
IA diagnóstica	Radiologia e dermatologia	Agilidade
Impressão 3D	Ortopedia	Personalização
Cirurgia minimamente invasiva	Procedimentos abdominais	Recuperação rápida
Teleatendimento	Acompanhamento	Acesso

Quando avaliamos a adoção de tecnologias na saúde na saúde nos últimos anos observamos um aumento crescente na adoção de novas tecnologias. Esse mercado tornou-se extremamente promissor e constantemente apresenta novas opções desenvolvidas para melhorar os serviços da saúde. O gráfico 1, apresenta a evolução da adoção das novas tecnologias em saúde nos últimos 10 anos (2015 a 2025) e evidencia a adoção crescente

Pode-se observar:

- 2015: Baixa adoção
- 2018: Crescimento moderado
- 2022: Expansão acelerada
- 2025: Forte integração digital

Gráfico 1 – Evolução da adoção de Novas tecnologias na saúde nos últimos 10 anos

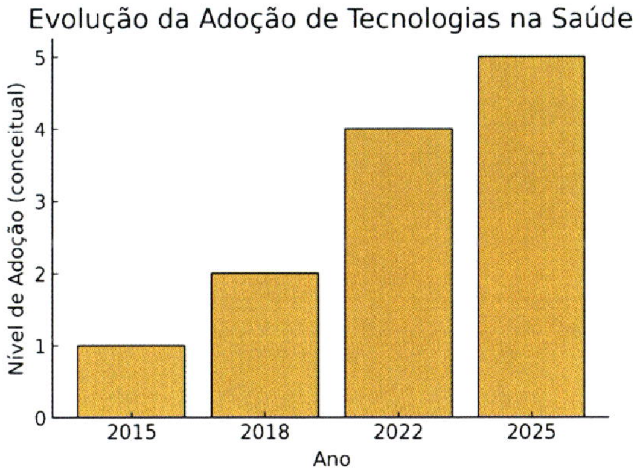

Quando as áreas dos serviços da saúde que tiveram a implantação de novas tecnologias são avaliadas, observamos um maior impacto para o apoio ao diagnóstico (40%), seguido de procedimentos (30%), gestão (20%) e experiência do cliente (10%), conforme pode ser observado no gráfico 2

Gráfico 2 – Áreas da saúde com maior impacto tecnológico

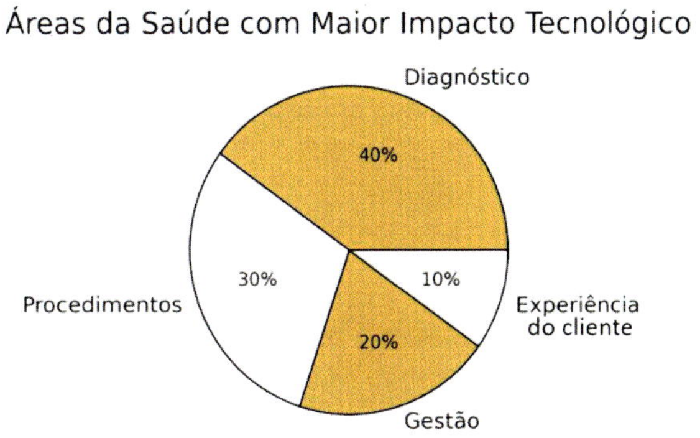

Desafios Éticos e Regulatórios

A adoção de novas tecnologias exige atenção à ética, segurança e legislação.

Principais desafios:

- Privacidade dos dados (LGPD)
- Necessidade de supervisão humana
- Riscos de vieses algorítmicos
- Treinamento adequado dos profissionais
- Rastreabilidade das decisões tecnológicas

Exercícios Práticos

Exercício 1 – Mapeamento Tecnológico

Liste as tecnologias já utilizadas no seu consultório/clínica e classifique-as em: apoio ao diagnóstico, tratamento ou gestão.

Exercício 2 – Avaliação de Impacto

Escolha uma nova tecnologia e avalie:

- Benefícios
- Riscos
- Custos
- Necessidades de treinamento

Exercício 3 – Plano de Implementação

Monte um plano de 6 etapas para incorporar uma nova tecnologia no serviço.

A digitalização da saúde é um processo contínuo e irreversível. Quando implementadas com segurança, estratégia e foco no cliente, as novas tecnologias elevam a qualidade assistencial, reduzem custos, ampliam a previsibilidade e fortalecem a experiência do usuário.

Profissionais que compreendem essa transformação e aplicam inovação com ética e responsabilidade se destacam em um mercado altamente competitivo.

Referências Bibliográficas

BRASIL. Lei nº 13.709, de 14 de agosto de 2018. **Lei Geral de Proteção de Dados Pessoais.** Diário Oficial da União, Brasília, 2018.

BURKE, L. **Health Technology and Innovation**. New York: Springer, 2022.

FREITAS, R.; SOUZA, L. **Tecnologias digitais na saúde: impacto e desafios.** *Revista Brasileira de Inovação em Saúde*, v. 5, n. 1, 2023.

GARCIA, D. **Tecnologia e Odontologia Digital: avanços recentes.** *Journal of Dentistry Brasil*, v. 12, n. 4, 2022.

WHO – World Health Organization. **Digital Health Guidelines.** Geneva: WHO Press, 2021.

Capítulo 18- Aplicação da Inteligência Artificial em Serviços da Saúde – LGPD e Ética Profissional

A Inteligência Artificial (IA) vem transformando profundamente os serviços da saúde, ampliando a capacidade diagnóstica, otimizando fluxos de atendimento e melhorando a tomada de decisão clínica e gerencial. Entretanto, sua implementação exige atenção rigorosa à Lei Geral de Proteção de Dados (LGPD) e aos princípios éticos que regem as profissões da área da saúde.

Este capítulo apresenta os principais conceitos, aplicações práticas, riscos, modelos de governança e estratégias para uso seguro e ético da IA na saúde.

O modelo de consultório compartilhado tem se consolidado como uma alternativa estratégica e economicamente viável para profissionais da saúde que atuam de forma autônoma. Nesse formato, dois ou mais prestadores de serviço dividem a mesma estrutura física, utilizando uma única sala de atendimento em horários previamente acordados. Embora esse arranjo reduza custos fixos e facilite o acesso à infraestrutura, ele impõe desafios relevantes relacionados à organização da agenda, à segregação de dados, à segurança da informação, ao controle financeiro e à conformidade legal.

Nesse contexto, o uso de softwares de gestão e soluções baseadas em inteligência artificial torna-se um elemento central para a sustentabilidade do modelo. A tecnologia passa a atuar como mediadora da convivência profissional, organizadora de processos e guardiã das informações sensíveis, permitindo que o consultório compartilhado funcione com eficiência, transparência e segurança, mesmo na ausência de uma equipe administrativa dedicada.

A gestão da agenda é, frequentemente, o primeiro ponto crítico nesse tipo de organização. A utilização de sistemas digitais com agenda compartilhada por sala, associada a perfis de acesso individualizados, permite que os profissionais visualizem a disponibilidade do espaço sem acessar informações clínicas ou financeiras uns dos outros. Essa funcionalidade reduz conflitos operacionais, evita sobreposições de horários e fortalece acordos previamente estabelecidos, promovendo uma relação mais equilibrada e profissional entre os prestadores de serviço.

Além da agenda, o prontuário eletrônico assume papel fundamental. Independentemente da área da saúde, seja biomedicina, educação física, fisioterapia, medicina, medicina veterinária, psicologia ou odontologia, o registro clínico deve ser seguro, rastreável e acessível apenas ao profissional responsável pelo atendimento. Sistemas em nuvem com criptografia, controle de acesso e backups automáticos garantem não apenas eficiência, mas também conformidade com a Lei Geral de Proteção de Dados (LGPD), que classifica informações de saúde como dados sensíveis e impõe obrigações rigorosas quanto ao seu tratamento.

Cada área da saúde apresenta especificidades que exigem adaptações no uso das ferramentas digitais, conforme resumido na tabela 1.

Na biomedicina, por exemplo, há uma demanda significativa por organização de laudos e exames, o que torna essencial a utilização de sistemas que permitam anexos, padronização documental e rastreabilidade técnica. Já na educação física e na fisioterapia, o acompanhamento evolutivo do cliente é central, exigindo prontuários que registrem avaliações, progressões, frequência e adesão ao tratamento ou ao treinamento proposto. Nesses casos, a inteligência artificial pode contribuir com análises de padrões de comportamento, identificação de faltas recorrentes e apoio à tomada de decisão gerencial.

Na medicina, o rigor ético e jurídico é ainda mais evidente. O uso de prontuários eletrônicos certificados, com registro de prescrições, atestados e laudos, aliado a soluções de inteligência artificial restritas a funções administrativas, como triagem de demandas e organização de informações, contribui para a otimização do tempo médico sem comprometer o julgamento clínico. Na medicina veterinária, a gestão envolve não apenas os dados do paciente animal, mas também do tutor, exigindo sistemas capazes de relacionar múltiplos registros e utilizar IA para lembretes de vacinação, retornos e exames periódicos.

A psicologia, por sua vez, demanda um nível elevado de sigilo e proteção de dados, o que reforça a necessidade de plataformas com criptografia avançada, controle rigoroso de acesso e uso da inteligência artificial exclusivamente para tarefas administrativas, como confirmações de sessões e organização de agendas. A odontologia, área que também apresenta alto risco jurídico, exige prontuários robustos, registros de planos de tratamento, armazenamento seguro de imagens clínicas e controle financeiro detalhado, especialmente quando há parcelamentos e investimentos por parte do cliente de longo prazo.

O controle financeiro é outro eixo estruturante do consultório compartilhado. Sistemas digitais que permitem a separação das receitas individuais e o rateio automático das despesas comuns promovem transparência, reduzem conflitos e oferecem uma visão realista da sustentabilidade do negócio. A integração entre agenda, prontuário e financeiro, potencializada por ferramentas de automação, reduz retrabalho e libera tempo dos profissionais para aquilo que é essencial: o cuidado com o paciente ou cliente.

A inteligência artificial, nesse cenário, não substitui a gestão nem o raciocínio clínico, mas atua como uma aliada estratégica. Chatbots para agendamento e confirmação de consultas, análises de indicadores de produtividade, identificação de padrões de absenteísmo e apoio à organização de informações são exemplos de aplicações éticas e seguras da IA no contexto dos consultórios compartilhados. Quando utilizada com responsabilidade, a IA contribui para a melhoria da experiência do paciente, para a eficiência operacional e para a tomada de decisões mais assertivas.

Portanto, a adoção de tecnologias digitais em consultórios compartilhados deve ser compreendida como um investimento em governança, segurança e profissionalização. Mais do que escolher ferramentas sofisticadas, é fundamental alinhar as soluções tecnológicas à realidade do serviço, às exigências legais de cada profissão e aos acordos estabelecidos entre os profissionais envolvidos. Dessa forma, o consultório compartilhado deixa de ser apenas uma estratégia de redução de custos e passa a se configurar como um modelo de atuação moderno, sustentável e alinhado às demandas contemporâneas da gestão em saúde.

Sempre com conformidade com LGPD e com as normas dos conselhos federais.

Tabela 1 – Tecnologias digitais e inteligência artificial na gestão de consultórios compartilhados em saúde, comparação por área profissional

Área	Software principal	Uso de IA	Ponto crítico de atenção
Biomedicina	Gestão clínica + laudos	Organização e análise de dados	Segurança e rastreabilidade
Educação Física	Gestão + evolução física	Engajamento e progressão	Consentimento de dados
Fisioterapia	Gestão terapêutica	Frequência e adesão	Continuidade do cuidado
Medicina	PEP certificado	Apoio administrativo	Risco jurídico
Medicina Veterinária	Sistema veterinário	Lembretes e fidelização	Gestão de múltiplos pacientes
Odontologia	Gestão odontológica completa	Absenteísmo, conversão e produtividade	Documentação clínica e risco legal
Psicologia	Sistema com sigilo reforçado	Automação administrativa	Ética e confidencialidade

Fundamentos da IA Aplicada à Saúde

A IA engloba algoritmos e sistemas capazes de aprender padrões, automatizar tarefas e gerar previsões com base em dados. Suas principais vertentes incluem:

- Machine Learning (ML)
- Deep Learning (DL)
- Processamento de Linguagem Natural (PLN)
- Sistemas Especialistas
- Robótica Cognitiva

A tabela 2 resume os principais tipos de Inteligência Artificial e suas aplicações na área da saúde

Tabela 2 – Principais tipos de IA e suas aplicações na saúde

Tipo de IA	Aplicações Clínicas	Aplicações Assistenciais/Gerenciais
Machine Learning	Predição de risco, análise de exames, suspeição diagnóstica	Gestão de demanda, previsão de custos
Deep Learning	Interpretação de imagens (radiologia, patologia)	Reconhecimento biométrico
PLN	Chatbots, triagem, interpretação de prontuários	Análise de satisfação e comentários
Sistemas Especialistas	Protocolos automatizados, suporte clínico	Suporte a decisões administrativas

A Inteligência Artificial e a LGPD

A LGPD (Lei nº 13.709/2018) estabelece regras para coleta, armazenamento e utilização de dados pessoais e sensíveis, incluindo dados de saúde, considerados de alto nível de proteção.

Pontos de atenção obrigatórios:

- Base legal apropriada (ex.: tutela da saúde, consentimento, obrigação legal)
- Minimização de dados: coletar apenas o necessário
- Anonimização e pseudonimização quando possível
- Transparência com o paciente
- Relatórios de Impacto (DPIA)
- Segurança da informação

A tabela 3 resume as regras da LGPD aplicadas ao uso de Inteligência Artificial na Saúde

Tabela 3 – Regras da LGPD aplicadas ao uso de IA na saúde

Exigência da LGPD	**Impacto na IA**	**Requisitos Práticos**
Minimização	Reduz volume de dados processados	Selecionar apenas variáveis essenciais
Finalidade	IA deve ter propósito definido	Documentar a aplicação da IA
Consentimento	Cliente precisa entender o uso	Termos simples e objetivos
Segurança	Proteção contra vazamento de dados	Criptografia, controle de acesso
Prestação de contas	Responsabilidade da instituição	Relatórios e auditorias periódicas

Ética Profissional no Uso da IA

A utilização de IA deve seguir princípios éticos estabelecidos nos conselhos profissionais (CFM, CFO, COFEN, etc.). Os principais são:

- Autonomia do cliente
- Consentimento do cliente
- Beneficência: IA deve melhorar os resultados em saúde
- Não maleficência: evitar danos e vieses
- Justiça: equidade de acesso
- Veracidade e transparência

Riscos éticos comuns:

- Vieses algorítmicos
- Opacidade dos modelos ("caixa preta")
- Substituição indevida da decisão humana
- Exclusão digital

Aplicações Práticas da IA em Serviços da Saúde

Na atenção primária a IA pode ser utilizada na classificação automática de risco, no suporte à decisão diagnóstica e na análise de prontuários clínicos.

Em clínicas e consultórios a IA pode ser utilizada no agendamento inteligente, no cálculo da precificação baseada em demanda, no monitoramento de indicadores assistenciais e no apoio ao diagnóstico.

Na gestão hospitalar a IA pode ser usada na otimização de leitos, na previsão de surtos e demanda e na auditoria automática de contas.

Com o avanço das novas tecnologias novas ações dos serviços da saúde poderão ser realizadas pela Inteligência Artificial. Sempre respeitando a Lei de proteção de dados e a ética profissional. A IA não substitui o profissional da área da saúde, porém é uma grande aliada.

Implementação Segura da IA

Etapas recomendadas:

1. Mapeamento de processos
2. Definição dos objetivos da IA
3. Avaliação de riscos (LGPD e ética)
4. Escolha do fornecedor e tecnologia
5. Treinamento da equipe
6. Monitoramento contínuo

Ferramentas de IA Indicadas para Serviços da Saúde

A tabela 4 apresenta as principais ferramentas de Inteligência Artificial e seus usos nos serviços da saúde.

Tabela 4 – Ferramentas e usos

Ferramenta	**Finalidade**	**Tipo**
Chatbots clínicos	Triagem, educação	PLN
Sistemas de imagem	Apoio no Diagnóstico	Deep Learning
RPA	Automatização administrativa	Automação
Análise preditiva	Gestão de riscos	ML

Ferramentas digitais e inteligência artificial no apoio à gestão de clínicas e consultórios

A gestão de clínicas e consultórios de saúde tem passado por uma profunda transformação impulsionada pela digitalização dos processos e pelo uso crescente de softwares especializados e soluções baseadas em inteligência artificial (IA). Em um cenário marcado por aumento da complexidade regulatória, exigência de eficiência operacional, foco na experiência do cliente e necessidade de sustentabilidade financeira, a adoção de ferramentas tecnológicas deixou de ser um diferencial competitivo e passou a ser um requisito estratégico.

Softwares de gestão e soluções de IA permitem integrar informações clínicas, administrativas, financeiras e estratégicas, promovendo maior controle, rastreabilidade, padronização de processos e suporte à tomada de decisão. Quando bem selecionadas e corretamente implementadas, essas ferramentas contribuem para redução de erros, otimização do tempo da equipe, melhoria da qualidade assistencial e fortalecimento da governança do serviço de saúde.

Entretanto, o uso dessas tecnologias deve ser acompanhado de uma análise criteriosa sobre segurança da informação, confidencialidade de dados e conformidade com a Lei Geral de Proteção de Dados (LGPD – Lei nº 13.709/2018), uma vez que clínicas e consultórios lidam com dados sensíveis de saúde, considerados de alto risco.

Softwares de gestão para clínicas e consultórios

Os softwares de gestão em saúde, também conhecidos como sistemas de informação em saúde (SIS), reúnem funcionalidades que apoiam tanto a área assistencial quanto a administrativa. Entre suas principais aplicações estão:

- Prontuário Eletrônico do Cliente;
- Agenda inteligente e gestão de agendas múltiplas;
- Faturamento, convênios e controle financeiro;
- Gestão de estoque e materiais;
- Indicadores de desempenho e relatórios gerenciais;
- Comunicação com clientes (lembretes, confirmações, pós-atendimento).

Esses sistemas contribuem para a padronização dos processos, aumento da segurança clínica e melhoria da eficiência operacional, desde que alinhados ao porte do serviço, à especialidade e ao nível de maturidade da gestão.

Inteligência artificial aplicada à gestão em saúde

A inteligência artificial amplia o potencial dos softwares tradicionais ao incorporar análise preditiva, automação inteligente e apoio à decisão. Na gestão de clínicas e consultórios, a IA pode ser aplicada em diferentes frentes, tais como:

- **Análise de dados e indicadores**: identificação de padrões de absenteísmo, inadimplência, produtividade e rentabilidade;
- **Automação de processos administrativos**: triagem de mensagens, confirmação automática de consultas, geração de relatórios;
- **Marketing e relacionamento com pacientes**: chatbots, segmentação de comunicação e personalização da experiência;
- **Suporte à decisão gerencial**: simulações de cenários financeiros e projeções de crescimento;
- **Apoio clínico indireto**: organização de informações, alertas e sugestões baseadas em protocolos (sempre sem substituir o julgamento profissional).

Apesar dos benefícios, o uso de IA na saúde deve ser pautado pela ética, transparência, responsabilidade técnica e proteção de dados.

Segurança da informação e LGPD na gestão digital

A Lei Geral de Proteção de Dados (LGPD) estabelece diretrizes claras para o tratamento de dados pessoais e dados sensíveis, incluindo informações de saúde. Clínicas e consultórios são legalmente responsáveis por garantir:

- Finalidade clara e legítima no uso dos dados;
- Consentimento do titular, quando aplicável;
- Segurança técnica e administrativa das informações;
- Controle de acesso aos sistemas;
- Rastreabilidade e registro de operações;
- Planos de resposta a incidentes de segurança.

Softwares e soluções de IA devem oferecer recursos como criptografia, autenticação em múltiplos fatores, backups automáticos, controle de perfis de usuários e políticas claras de privacidade. A escolha inadequada de ferramentas pode gerar riscos jurídicos, financeiros e reputacionais relevantes. A tabela 5 resume os softwares e soluções de IA aplicados à gestão da saúde.

Principais ferramentas digitais para gestão de clínicas e consultórios

Tabela 5 – Softwares e soluções de IA aplicados à gestão em saúde

Tipo de ferramenta	**Funcionalidades principais**	**Custo aproximado**	**Indicações**	**Benefícios**
Software de gestão clínica	Agenda, Prontuário eletrônico, faturamento, relatórios, estoque	Médio a alto	Clínicas estruturadas e consultórios com volume moderado a alto	Integração de processos, redução de erros, eficiência operacional
Prontuário Eletrônico	Registro clínico, anexos, histórico, prescrições	Baixo a médio	Todos os serviços de saúde	Segurança clínica, rastreabilidade e conformidade legal
Sistemas financeiros e contábeis	Fluxo de caixa, DRE, contas a pagar/receber	Baixo a médio	Consultórios e clínicas em crescimento	Controle financeiro e apoio à tomada de decisão
Ferramentas de BI (Business Intelligence)	Dashboards, indicadores, análise de dados	Médio	Gestores com foco estratégico	Visão gerencial, análise de desempenho e planejamento
IA para atendimento (chatbots)	Agendamento, dúvidas frequentes, lembretes	Baixo a médio	Clínicas com alto volume de pacientes	Redução de carga operacional e melhoria da experiência
IA para marketing e CRM	Segmentação, campanhas, relacionamento	Médio	Clínicas privadas e consultórios premium	Fidelização, aumento de conversão e posicionamento
Ferramentas de automação	Fluxos automáticos, integrações entre sistemas	Baixo a médio	Clínicas em fase de otimização	Ganho de tempo e redução de retrabalho

Ferramenta diagnóstica para escolha do software ou IA ideal

A seguir, apresenta-se uma ferramenta diagnóstica prática, que pode ser utilizada pelo gestor ou mentor para orientar a escolha da melhor solução tecnológica.

Diagnóstico de maturidade e necessidade tecnológica

1. Porte do serviço

☐ Consultório individual

☐ Clínica de pequeno porte

☐ Clínica de médio/grande porte

2. Volume de atendimentos

☐ Baixo (até 10/dia)

☐ Médio (10 a 40/dia)

☐ Alto (acima de 40/dia)

3. Principais dores atuais

☐ Agenda desorganizada / faltas

☐ Falhas no controle financeiro

☐ Sobrecarga administrativa

☐ Falta de indicadores

☐ Problemas com dados e registros

4. Nível de maturidade em gestão

☐ Básico – gestão intuitiva

☐ Intermediário – controles parciais

☐ Avançado – gestão por indicadores

5. Prioridade estratégica

☐ Organização operacional

☐ Crescimento financeiro

☐ Experiência do paciente

☐ Segurança e conformidade legal

Interpretação do diagnóstico

- **Gestão básica + baixo volume**: prontuário eletrônico simples + agenda digital
- **Gestão intermediária + crescimento**: software de gestão clínica integrado + sistema financeiro
- **Gestão avançada + escala**: ERP em saúde + BI + automações + IA para atendimento
- **Alta exposição a riscos legais**: sistemas com forte governança de dados e compliance LGPD
- **Foco em experiência e posicionamento**: CRM + IA para relacionamento e marketing

Essa ferramenta permite alinhar tecnologia, estratégia e realidade organizacional, evitando investimentos inadequados ou subutilização das soluções adotadas.

Estudo de caso prático

Gestão digital de um consultório compartilhado por dois profissionais prestadores de serviço

1. Contexto do consultório

O consultório é composto por dois profissionais prestadores de serviço autônomos, que compartilham uma única sala de atendimento, utilizando o espaço em dias e horários previamente acordados. Cada profissional possui sua própria carteira de pacientes, mas compartilham custos fixos relacionados à estrutura física, como aluguel, internet, energia elétrica, limpeza e manutenção.

Não há equipe administrativa fixa. As atividades de agendamento, confirmação de consultas, registro clínico e controle financeiro são realizadas pelos próprios profissionais, o que gera sobrecarga operacional, risco de conflitos de agenda e dificuldade no acompanhamento financeiro individual e compartilhado.

2. Principais desafios identificados

1. **Gestão de agenda compartilhada**
   - Risco de sobreposição de horários;
   - Dificuldade de visualizar disponibilidade da sala;
   - Falta de padronização nos agendamentos.
2. **Separação de informações e dados**
   - Necessidade de manter prontuários e dados financeiros totalmente separados;
   - Risco de acesso indevido a informações sensíveis.
3. **Controle financeiro**
   - Dificuldade em separar receitas individuais e despesas compartilhadas;
   - Falta de clareza na apuração de custos e resultados.
4. **Conformidade com a LGPD**
   - Necessidade de garantir confidencialidade, controle de acesso e rastreabilidade.
5. **Experiência do cliente**
   - Falta de confirmações automáticas e lembretes;

- Comunicação descentralizada.
- Experiências diferentes com cada profissional

3. Objetivos da solução tecnológica

- Organizar a agenda compartilhada da sala de atendimento;
- Garantir segregação total de dados clínicos e financeiros;
- Automatizar processos administrativos simples;
- Melhorar a experiência do cliente;
- Assegurar conformidade com a LGPD;
- Manter baixo custo e fácil operação.

4. Solução proposta: softwares e IA selecionados

Software de gestão clínica com agenda compartilhada

Tipo de ferramenta: Software de gestão clínica em nuvem
Funcionalidades-chave:

- Agenda única da sala, com bloqueios por profissional;
- Perfis de acesso individualizados;
- Prontuário eletrônico separado por profissional;
- Registro de atendimentos e histórico clínico;
- Controle básico de faturamento por profissional.

Justificativa da escolha: permite que ambos os profissionais visualizem a disponibilidade da sala sem acessar informações clínicas um do outro, reduzindo conflitos e garantindo segurança da informação.

5. Prontuário Eletrônico do Cliente (PE) com controle de acesso

Tipo de ferramenta: PE integrado ao software de gestão
Funcionalidades-chave:

- Acesso restrito por login e senha;
- Registro de evoluções, documentos e anexos;
- Histórico completo por paciente;
- Backup automático e criptografia.

Justificativa da escolha: Garante conformidade com a LGPD, rastreabilidade e proteção de dados sensíveis, além de eliminar registros físicos.

6. Sistema financeiro simplificado com centros de custo

Tipo de ferramenta: Software financeiro online
Funcionalidades-chave:

- Separação de receitas por profissional;
- Criação de centro de custo "Consultório compartilhado";
- Rateio automático de despesas fixas;
- Relatórios mensais individuais e consolidados.

Justificativa da escolha: permite transparência financeira, reduz conflitos e facilita a tomada de decisão sobre preços, investimentos e sustentabilidade do consultório.

7. Inteligência artificial para agendamento e comunicação

Tipo de ferramenta: IA conversacional (chatbot) integrada ao WhatsApp ou site
Funcionalidades-chave:

- Agendamento conforme horários pré-definidos de cada profissional;
- Confirmação automática de consultas;
- Envio de lembretes e orientações pré-consulta;
- Redução de faltas.

Justificativa da escolha: reduz carga administrativa, melhora a experiência do paciente e otimiza o uso da sala de atendimento.

8. Ferramenta de automação e integração

Tipo de ferramenta: Plataforma de automação (integrações simples)
Funcionalidades-chave:

- Integração entre agenda, chatbot e sistema financeiro;
- Atualização automática de status de atendimento;
- Geração de relatórios mensais.

Justificativa da escolha: garante fluidez dos processos sem necessidade de equipe administrativa.

Arquitetura simplificada da solução

Agenda da sala
→ Software de gestão clínica (bloqueios por profissional)
→ IA de agendamento (respeita horários pactuados)

Atendimento
→ Prontuário eletrônico individualizado
→ Dados protegidos e segregados

Financeiro
→ Receitas individuais
→ Despesas compartilhadas rateadas automaticamente

Comunicação
→ IA envia confirmações e lembretes
→ Redução de absenteísmo

Resultados esperados após a implementação

- Redução de conflitos de agenda entre os profissionais;
- Melhoria da organização e previsibilidade da rotina;
- Aumento da taxa de comparecimento dos pacientes;

- Maior clareza financeira e justiça no rateio de custos;
- Redução de tempo gasto com tarefas administrativas;
- Conformidade com LGPD e maior segurança da informação;
- Percepção de profissionalismo e qualidade pelo paciente.

Aprendizados do estudo de caso

Este estudo demonstra que consultórios de pequeno porte e estrutura compartilhada podem se beneficiar significativamente do uso de softwares e inteligência artificial, desde que a escolha das ferramentas esteja alinhada à realidade operacional, ao orçamento e aos objetivos estratégicos dos profissionais.

A tecnologia, nesse contexto, não substitui a gestão, mas potencializa decisões, reduz conflitos e cria condições para um crescimento sustentável, mesmo em modelos enxutos e colaborativos.

A adoção da IA na saúde é um caminho irreversível e extremamente promissor, mas requer maturidade institucional, governança robusta, respeito absoluto à LGPD e compromisso ético inegociável.

Quando bem utilizada, a IA amplia qualidade, fortalece decisões e democratiza o acesso ao cuidado em saúde

Referências Bibliográficas

BRASIL. Conselho Federal de Medicina. **Resolução CFM nº 2.314/2022**. Dispõe sobre a regulamentação do uso de tecnologias de inteligência artificial na medicina.

BRASIL. **Lei nº 13.709, de 14 de agosto de 2018**. Lei Geral de Proteção de Dados Pessoais (LGPD). Diário Oficial da União, Brasília, 2018.

CHIAVENATO, Idalberto. **Administração: teoria, processo e prática**. 6. ed. Rio de Janeiro: Elsevier, 2020.

DAVENPORT, Thomas H.; RONANKI, Rajeev. **Inteligência artificial para negócios**. São Paulo: HSM, 2019.

LAUDON, Kenneth C.; LAUDON, Jane P. **Sistemas de informação gerenciais**. 15. ed. São Paulo: Pearson, 2021.

MIKAIL, M.; SANTOS, A. **Ética em Saúde Digital: desafios e perspectivas.** Revista Brasileira de Saúde Digital, v. 4, n. 2, 2023.

ONU. UNESCO. **Recomendação sobre a Ética da Inteligência Artificial.** Paris, 2021.

RUSSELL, S.; NORVIG, P. **Inteligência Artificial.** 3. ed. São Paulo: Campus, 2021.

SBIS – Sociedade Brasileira de Informática em Saúde. **Manual de certificação de sistemas de registro eletrônico em saúde**. São Paulo: SBIS, 2020.

TANENBAUM, Andrew S.; WETHERALL, David J. **Redes de computadores**. 5. ed. São Paulo: Pearson, 2019.

Capítulo 19 – Aprimoramento Contínuo e Planejamento de Carreira na Saúde: da Excelência Técnica à Sustentabilidade Profissional

Vamos aprofundar as repercussões das novas tecnologias no aprimoramento profissional e no mercado atual.

A tecnologia e a inovação tecnológica na saúde são reais e tornaram-se parte do dia a dia dos profissionais da saúde.

Como acompanhar a rápida evolução da aplicação da tecnologia na saúde e seus impactos no atendimento clínico?

Torna-se necessário um investimento contínuo em aprendizado que culmina na apropriação das novas tecnologias.

Será que todas as novas tecnologias proporcionam vantagens? A gama de novas opções cresce a cada dia.

Pesquisar os impactos da nova tecnologia no resultado dos atendimentos clínicos é importante antes de investir em certificações e cursos preparatórios.

Avaliar as possibilidades de parcerias com os fornecedores das novas tecnologias ou prestadores de serviço também é fundamental, evitando investimentos cada vez maiores.

Definir a tecnologia que fará parte do seu dia a dia trará um impacto significativo nos seus resultados. O perfil de cada clínica ou consultório é único e as tecnologias aplicáveis a essa realidade também. Defina o que é verdadeiramente importante para seu público e prepare-se para oferecer a nova tecnologia adotada com expertise.

Assim como as novas tecnologias não deixarão de surgir, o investimento em aquisição de conhecimento para a apropriação das novas tecnologias, tornou-se uma necessidade contínua. Porém esse investimento deve estar alinhado com os impactos positivos que esse novo conhecimento agregará ao serviço.

O aprendizado ao longo da vida gera outro diferencial importante para o profissional e impacta diretamente na qualidade do serviço ofertado para o cliente e na percepção de valor para o cliente.

Dessa forma, o investimento em novos cursos e certificações deve fazer parte da composição dos custos do serviço de saúde ofertado.

Não se esqueça de planejar sua formação contínua que impactará em seus resultados.

Atualmente apenas a graduação não assegura a permanência do profissional da área da saúde no mercado de trabalho.

A busca contínua pelo aprimoramento profissional tornou-se uma exigência do mercado.

Fique atento às novas oportunidades do mercado.

Proporcionar saúde continua sendo fundamental, porém deixou de ser a única expectativa dos clientes da área.

A determinação em oferecer um atendimento clínico de excelência promove a busca pelo aprimoramento contínuo e faz do profissional da saúde referência na comunidade na qual atua.

Qual o próximo passo em sua carreira profissional? Qual a direção a seguir?

Aprimoramento Contínuo como Pilar da Carreira em Saúde

A carreira em saúde não se sustenta apenas pelo domínio técnico adquirido na graduação. O avanço científico acelerado, a incorporação de novas tecnologias, as exigências regulatórias e a mudança no comportamento dos clientes tornam o aprimoramento contínuo um requisito para a sobrevivência profissional, não um diferencial.

Profissionais que interrompem o processo de atualização tendem a experimentar:

- estagnação financeira;
- perda de competitividade;
- insegurança decisória;
- dependência excessiva de indicações informais;
- dificuldade de adaptação a novos modelos de atuação.

Por outro lado, o profissional que investe de forma estratégica em seu desenvolvimento constrói autoridade técnica, clareza de posicionamento e previsibilidade de crescimento, pilares essenciais para uma carreira sustentável.

Planejamento de Carreira na Saúde: da Intuição à Estratégia

Planejar a carreira em saúde significa alinhar competências técnicas, valores pessoais, momento de vida, capacidade financeira e objetivos de longo prazo. Diferentemente de outras áreas, decisões mal estruturadas na saúde têm impacto direto sobre renda, reputação e até riscos éticos e legais.

Erros comuns no planejamento de carreira

- Escolher especializações apenas por modismo ou status.
- Investir em cursos desconectados da estratégia profissional.
- Abrir consultório sem maturidade técnica ou financeira.
- Permanecer anos em ambientes que não favorecem crescimento.
- Ausência de métricas para avaliar evolução profissional.

O planejamento estruturado permite decisões conscientes, redução de riscos e uso inteligente dos recursos financeiros e emocionais.

A Vantagem Estratégica de um Mentor Profissional na Saúde

Um mentor profissional experiente atua como atalho cognitivo e estratégico, reduzindo o tempo entre a intenção e o resultado.

Benefícios objetivos da mentoria profissional

- Clareza sobre o melhor caminho de carreira conforme o perfil individual.
- Identificação de gargalos invisíveis ao próprio profissional.
- Apoio na tomada de decisões complexas (especialização, sociedade, consultório).
- Planejamento financeiro alinhado ao ciclo de vida profissional.
- Construção de posicionamento e diferenciação no mercado.

Do ponto de vista neurocientífico:

- Decisões solitárias aumentam a ativação da amígdala, associada ao medo e à procrastinação.
- Orientação especializada reduz carga cognitiva e ansiedade decisória.
- Feedback estruturado ativa circuitos de recompensa e aumenta adesão ao plano de ação.
- Modelagem de comportamento acelera aprendizado e confiança.

A mentoria atua diretamente na redução do estresse decisório e no aumento da autoconfiança profissional, fatores críticos para ação consistente.

Especialização, Certificações Complementares e Atualização Contínua

A importância da especialização

Ter no mínimo uma especialização reconhecida:

- amplia credibilidade técnica;
- atende exigências legais e de conselhos profissionais;
- aumenta percepção de valor pelo cliente;
- facilita diferenciação no mercado.

Certificações complementares

Certificações estratégicas (novas tecnologias, metodologias clínicas, biossegurança, gestão, marketing ético) permitem:

- ampliação do escopo de atuação;
- melhoria da eficiência clínica e administrativa;
- maior segurança na tomada de decisão;
- aumento da rentabilidade por serviço.

Atualização como processo contínuo

Atualizar-se não significa acumular certificados, mas selecionar formações alinhadas a um plano de carreira estruturado, evitando desperdício financeiro e cognitivo.

Exercício Prático – Análise SWOT do Profissional da Saúde

Objetivo

Promover autoconhecimento estratégico e basear decisões futuras em dados reais.

Análise SWOT Individual

Forças (Strengths)	**Fraquezas (Weaknesses)**
Quais competências técnicas me diferenciam?	Onde sinto insegurança técnica?
Quais experiências fortalecem minha autoridade?	Quais habilidades de gestão preciso desenvolver?
Que tipo de cliente confia no meu trabalho?	Onde perco tempo ou recursos?

Oportunidades (Opportunities)	**Ameaças (Threats)**
Quais áreas estão em crescimento?	Concorrência crescente?
Novas tecnologias aplicáveis?	Mudanças regulatórias?
Nichos pouco explorados?	Saturação do mercado local?

Construção do Roadmap de Carreira

Passo 1 – Definição de objetivo central

Exemplo:
"Quero me tornar referência em minha área, com estabilidade financeira e agenda sustentável em 3 anos."

Passo 2 – Ações estratégicas

- Curto prazo (0–6 meses):
  - Mentoria profissional estruturada
  - Definição de posicionamento
  - Correção de lacunas técnicas
- Médio prazo (6–18 meses):
  - Especialização ou certificação estratégica
  - Consolidação de autoridade

    - Ampliação de serviços
- Longo prazo (18–36 meses):
    - Consultório próprio ou expansão
    - Diversificação de fontes de renda
    - Mentoria ou ensino com autoridade

Passo 3 – Indicadores de progresso

- Evolução da renda mensal.
- Segurança nas decisões.
- Qualidade dos clientes atendidos.
- Equilíbrio entre vida pessoal e profissional.

O rodmap precisa ter ações definidas e prazos para execução de cada uma delas. Deve ser estruturado e pode ser revisto periodicamente.

O aprimoramento contínuo não é apenas uma exigência técnica, mas uma estratégia de proteção da carreira. Profissionais que contam com planejamento estruturado, orientação especializada e atualização constante tomam decisões mais seguras, crescem de forma sustentável e constroem uma trajetória coerente com seus valores e objetivos.

Buscar mentoria profissional não é sinal de fragilidade, mas de maturidade estratégica.

Referências Bibliográficas

BANDURA, A. **Self-efficacy: the exercise of control.** New York: W. H. Freeman, 2019.

CIALDINI, R. B. **Influence: science and practice.** 6. ed. Boston: Pearson, 2021.

DAMASIO, A. **O erro de Descartes: emoção, razão e o cérebro humano.** 4. ed. São Paulo: Companhia das Letras, 2020.

KOTLER, P.; KELLER, K. L. **Administração de marketing.** 16. ed. São Paulo: Pearson, 2022.

LAS CASAS, A. L. **Marketing de serviços.** 8. ed. São Paulo: Atlas, 2020.

MINTZBERG, H. **Managing.** San Francisco: Berrett-Koehler, 2020.

REZENDE, D. A.; ABREU, A. F. **Planejamento estratégico aplicado à saúde.** 2. ed. São Paulo: Atlas, 2021.

SIEGEL, D. J. **Mindsight: the new science of personal transformation.** New York: Bantam Books, 2020.

Capítulo 20 — Mentoria Profissional por Níveis de Maturidade em Serviços da Saúde

Mentoria profissional: o sucesso construído a partir do equilíbrio integral

Falar sobre mentoria profissional exige, necessariamente, ampliar o olhar para além da carreira, dos resultados financeiros ou da ascensão hierárquica. A mentoria contemporânea, especialmente em contextos de alta complexidade como os serviços de saúde, a educação e o empreendedorismo, precisa reconhecer que o profissional é um ser integral, cujas decisões, desempenho e nível de realização estão diretamente conectados à sua vida pessoal. Não há sucesso profissional sustentável quando a vida pessoal se encontra em desequilíbrio, sobrecarga ou desconexão com valores individuais.

Nesse sentido, a mentoria deixa de ser apenas uma ferramenta de orientação técnica ou estratégica e passa a ser um processo de desenvolvimento humano. O mentor atua como facilitador de reflexões profundas, auxiliando o mentorado a compreender suas escolhas, prioridades, limites e potenciais, considerando não apenas onde ele deseja chegar profissionalmente, mas quem ele precisa se tornar para sustentar essa trajetória ao longo do tempo.

Um dos modelos mais utilizados para essa compreensão ampliada do indivíduo é a Roda da Vida, instrumento que organiza a vida em oito áreas fundamentais que merecem atenção contínua: espiritualidade, saúde, lazer, intelecto, trabalho/carreira, vida financeira, família e amor. Essas áreas não funcionam de forma isolada; ao contrário, influenciam-se mutuamente. Um profissional que negligencia a saúde tende a reduzir sua performance cognitiva e emocional; aquele que enfrenta conflitos familiares constantes pode apresentar dificuldades de foco, tomada de decisão e liderança; já a ausência de lazer e descanso compromete a criatividade, a resiliência e a capacidade de inovação.

Na mentoria profissional, a análise dessas dimensões permite identificar desequilíbrios que, muitas vezes, estão na raiz de estagnações profissionais, insatisfação crônica ou sensação de fracasso, mesmo diante de conquistas objetivamente relevantes. É comum encontrar profissionais tecnicamente bem-sucedidos, financeiramente estáveis e socialmente reconhecidos, mas emocionalmente exaustos, desconectados de seus valores e com baixa percepção de sentido em suas atividades. Esse cenário revela um ponto central: sucesso não é um conceito universal e não pode ser definido exclusivamente pelo olhar externo.

Sob o prisma da mentoria, o sucesso deve ser compreendido a partir da perspectiva individual. Ele está relacionado à coerência entre escolhas profissionais, valores pessoais, estilo de vida desejado e momento de vida. Para alguns, sucesso pode significar crescimento acelerado e visibilidade; para outros, equilíbrio entre trabalho e família; para outros ainda, autonomia, propósito ou contribuição social. A mentoria eficaz ajuda o mentorado a construir sua própria definição de sucesso, libertando-o de modelos prontos, comparações constantes e expectativas sociais que nem sempre dialogam com sua realidade interna.

Ao integrar os aspectos pessoais ao desenvolvimento profissional, a mentoria promove decisões mais conscientes, carreiras mais sustentáveis e lideranças mais humanas. Esse processo favorece o autoconhecimento, fortalece a inteligência emocional e amplia a capacidade do profissional de gerir não apenas sua carreira, mas sua vida como um todo. Assim, o verdadeiro êxito deixa de ser uma linha de chegada imposta externamente e passa a ser um caminho construído com intencionalidade, equilíbrio e sentido.

Portanto, este capítulo propõe uma abordagem de mentoria que reconhece o indivíduo em sua totalidade, compreendendo que o desenvolvimento profissional é indissociável do desenvolvimento pessoal. A partir dessa perspectiva, a mentoria se consolida como uma ferramenta estratégica não apenas para alcançar resultados, mas para construir trajetórias profissionais alinhadas a uma vida plena, saudável e significativa.

A figura 1 ilustra a roda da vida com o equilíbrio essencial ao sucesso

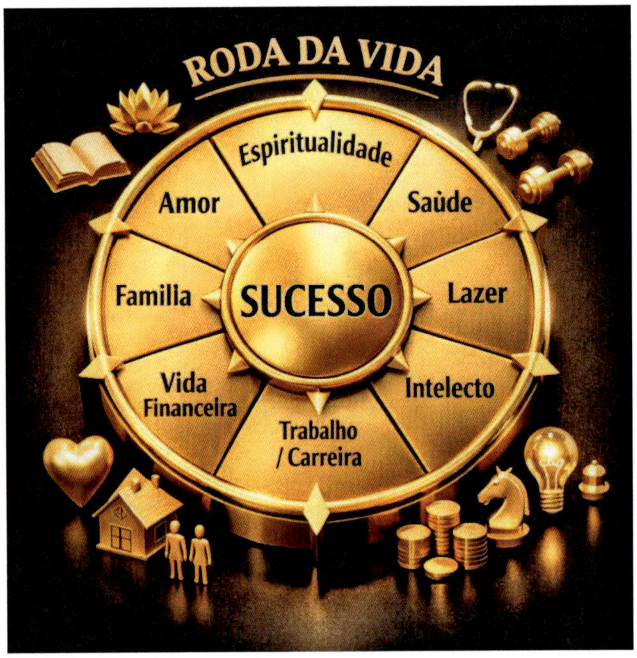

Figura 1: Roda da Vida e Sucesso

Uma Jornada Estruturada de Evolução Profissional com os Métodos GESTAR, NEUROS e MIEPS

A trajetória profissional na área da saúde raramente segue uma linha reta. A maioria dos profissionais inicia sua carreira focada quase exclusivamente na excelência técnica, acreditando que o domínio científico será suficiente para garantir reconhecimento, estabilidade financeira e realização profissional. Com o tempo, surgem desafios que não foram ensinados na graduação ou na pós-graduação: gestão, processos, precificação, relacionamento com o cliente, liderança de equipe, marketing, tomada de decisão e sustentabilidade do negócio. É nesse ponto que muitos profissionais se sentem perdidos, sobrecarregados ou estagnados, mesmo sendo tecnicamente excelentes.

A mentoria profissional estruturada surge como resposta a esse cenário. Diferentemente de cursos genéricos ou consultorias pontuais, a mentoria respeita o momento do profissional, sua maturidade emocional, técnica, financeira e gerencial. Ela não antecipa etapas nem ignora fragilidades. Ao contrário, parte de um diagnóstico claro e conduz o profissional por uma jornada progressiva de evolução.

Este capítulo apresenta um Programa de Mentoria por Níveis de Maturidade, desenvolvido especificamente para profissionais da saúde, integrando três métodos proprietários: GESTAR, que organiza a gestão e a estratégia; NEUROS, que alinha decisões à neurociência do comportamento e da experiência do cliente; e MIEPS, que estrutura processos, melhoria contínua e sustentabilidade.

A lógica dos níveis de maturidade

Nenhum consultório, clínica ou carreira profissional amadurece de forma instantânea. A maturidade é construída por camadas. Ignorar essa realidade gera frustração, desperdício de recursos e decisões desalinhadas. Por isso, o programa de mentoria é organizado em níveis progressivos, definidos a partir de uma ferramenta diagnóstica objetiva, que avalia gestão, processos, experiência do cliente e resultados.

Cada nível possui objetivos claros, entregas específicas e impactos neuroemocionais intencionais, respeitando o funcionamento do cérebro humano frente à mudança, à segurança e à tomada de decisão.

Nível 1 – Sobrevivência

Da exaustão à consciência profissional

Neste estágio, o profissional atua de forma reativa. A rotina é marcada por improviso, insegurança financeira, sobrecarga emocional e decisões baseadas em urgência. Apesar da competência técnica, falta clareza sobre o negócio, sobre os processos e sobre o próprio papel como gestor.

A mentoria, neste nível, atua criando **consciência**. O foco está em compreender o modelo de negócio, mapear os processos mínimos essenciais e reduzir a ansiedade decisória. Sob a ótica da neurociência, o objetivo é diminuir a sensação de ameaça constante e restaurar a percepção de controle. Pequenas estruturas geram grandes alívios cognitivos.

O profissional começa a entender que não precisa "dar conta de tudo", mas sim **organizar o essencial**.

Nível 2 – Organização Inicial

Do improviso à estrutura mínima funcional

Aqui, já existe movimento, receita e demanda, mas ainda há inconsistência. O atendimento varia conforme o dia, a equipe não segue padrões claros e a experiência do cliente é irregular. O profissional sente que trabalha muito, mas os resultados não acompanham o esforço.

A mentoria passa a estruturar processos básicos, alinhar comunicação, organizar finanças iniciais e introduzir indicadores simples. O método GESTAR organiza, o NEUROS garante que a experiência reduza insegurança do cliente e o MIEPS inicia a lógica da melhoria contínua.

Neste estágio, o cérebro do profissional começa a associar **gestão à tranquilidade**, e não à burocracia.

Nível 3 – Estruturação

Da dependência do profissional à previsibilidade

O serviço funciona, mas depende excessivamente do dono. A equipe executa, mas não decide. O crescimento existe, porém é limitado pelo tempo, pela energia e pela presença constante do profissional.

A mentoria foca no desenvolvimento da equipe, na padronização inteligente e na aplicação prática de metodologias como PDCA e DMAIC, integradas ao MIEPS. A experiência do cliente passa a ser intencionalmente desenhada, não apenas "bem-intencionada".

Neurocientificamente, o profissional começa a sair do modo de sobrevivência e entra no modo de **planejamento e expansão consciente**.

Nível 4 – Maturidade

Da boa gestão à autoridade percebida

Neste estágio, o negócio é organizado, os clientes estão satisfeitos e os resultados são consistentes. O desafio deixa de ser operacional e passa a ser estratégico. Como crescer sem perder qualidade? Como se diferenciar? Como transformar satisfação em fidelização e indicação?

A mentoria atua refinando decisões, fortalecendo o posicionamento e alinhando marketing, experiência e entrega real. O método NEUROS ganha protagonismo, convertendo emoção em vínculo e vínculo em lealdade.

O profissional passa a ser reconhecido não apenas pelo que faz, mas **pela experiência que entrega**.

Nível 5 – Excelência

Da autoridade ao legado profissional

Aqui, o profissional atinge um patamar de previsibilidade, reconhecimento e impacto. O desafio deixa de ser crescimento e passa a ser **sustentabilidade e legado**. Como escalar sem perder essência? Como formar líderes? Como deixar um modelo replicável?

A mentoria assume caráter estratégico e avançado, trabalhando expansão, posicionamento premium, liderança e perpetuidade do negócio. O método GESTAR fecha o ciclo, conectando resultados a propósito.

Neste nível, o cérebro associa trabalho a significado, e não apenas a esforço.

A força do diagnóstico como ponto de partida

O diagnóstico integrado aos métodos GESTAR, NEUROS e MIEPS não serve para rotular, mas para orientar. Ele evita comparações irreais e frustrações desnecessárias. Cada profissional inicia a mentoria exatamente onde está — e isso é o que torna o processo eficaz, ético e humano.

Mentoria como escolha estratégica, não corretiva

A grande virada de chave proposta neste livro é simples, porém profunda: **mentoria não é para quem falhou, é para quem decidiu evoluir de forma consciente**. O profissional da saúde que investe em mentoria reduz riscos, encurta caminhos, protege sua energia emocional e constrói uma carreira ou negócio alinhado à sua realidade e aos seus valores.

Gestão, processos e experiência não competem com o cuidado. Eles o sustentam.

Ferramenta Diagnóstica de Maturidade

Gestão, Processos e Experiência em Serviços da Saúde

(GESTAR • MIEPS • NEUROS)

Objetivo:
Avaliar o nível de maturidade do profissional ou serviço da saúde em **gestão**, **processos**, **experiência do cliente** e **sustentabilidade**, identificando prioridades estratégicas de evolução.

COMO RESPONDER

Para cada afirmação, atribua uma pontuação de **0 a 4**, conforme sua realidade atual:

- **0** – Inexistente
- **1** – Muito incipiente
- **2** – Parcial / informal
- **3** – Estruturado, porém com falhas
- **4** – Estruturado, aplicado e monitorado

DIMENSÃO 1 – CONSCIÊNCIA E DIAGNÓSTICO

(GESTAR – G | NEUROS – N | MIEPS – M)

1. Tenho clareza sobre meu **modelo de negócio em saúde** e como ele gera receita.
2. Conheço profundamente meu **cliente**, suas expectativas emocionais e funcionais.
3. Sei exatamente quais são meus **processos críticos** (do agendamento ao pós-atendimento).
4. Possuo indicadores básicos de desempenho assistencial, operacional e financeiro.
5. Reconheço claramente meus **gaps de gestão**, além da minha formação técnica.

Pontuação máxima da dimensão: 20

DIMENSÃO 2 – ESTRUTURAÇÃO E INTELIGÊNCIA DE PROCESSOS

(GESTAR – E / S | NEUROS – E | MIEPS – I)

6. Meus processos são simples, claros e reduzem retrabalho e desperdícios.
7. Cada etapa do atendimento agrega valor percebido pelo cliente.
8. Existem protocolos definidos, mas flexíveis, alinhados ao cuidado humanizado.
9. Os processos minimizam ansiedade, insegurança e incertezas do cliente.
10. A equipe entende o porquê de cada etapa do processo.

Pontuação máxima da dimensão: 20

DIMENSÃO 3 – TREINAMENTO, COMPORTAMENTO E PERFORMANCE

(GESTAR – T | NEUROS – U | MIEPS – E)

11. Minha equipe recebe treinamento técnico e comportamental contínuo.
12. Existe alinhamento de linguagem, postura e comunicação com o cliente.
13. O atendimento gera confiança, vínculo e sensação de acolhimento.
14. Papéis, responsabilidades e limites legais estão claramente definidos.
15. Erros são tratados como oportunidades estruturadas de melhoria.

Pontuação máxima da dimensão: 20

DIMENSÃO 4 – AVALIAÇÃO, AJUSTES E VALOR PERCEBIDO

(GESTAR – A | NEUROS – R | MIEPS – P)

16. Monitoro indicadores de desempenho com regularidade.
17. Avalio a experiência do cliente de forma estruturada.
18. Utilizo feedbacks para promover ajustes estratégicos.
19. Minhas decisões são baseadas em dados e não apenas em percepção.
20. O cliente percebe evolução e profissionalismo ao longo do tempo.

Pontuação máxima da dimensão: 20

DIMENSÃO 5 – RESULTADOS, AUTORIDADE E SUSTENTABILIDADE

(GESTAR – R | NEUROS – S | MIEPS – S)

21. Meu serviço apresenta resultados previsíveis e sustentáveis.
22. Sou percebido como referência pelo cliente e pelo mercado.
23. Tenho fidelização espontânea e indicação recorrente.
24. Meu marketing reflete fielmente a experiência entregue.
25. Consigo crescer sem aumento descontrolado de custos.

Pontuação máxima da dimensão: 20

RESULTADO FINAL

Pontuação total possível: 100 pontos

INTERPRETAÇÃO DOS RESULTADOS

0 a 30 pontos – Zona de Risco

Gestão reativa, processos frágeis e alta dependência do esforço individual.
Recomendação: mentoria estruturada urgente para evitar estagnação ou prejuízo.

31 a 50 pontos – Zona de Sobrevivência

Há organização parcial, mas com inconsistências e desgaste profissional.
Recomendação: mentoria focada em estruturação e previsibilidade.

51 a 70 pontos – Zona de Estruturação

Base construída, porém com falhas de integração e experiência.
Recomendação: mentoria estratégica para consolidação e crescimento.

71 a 85 pontos – Zona de Maturidade

Gestão consistente, experiência positiva e bons resultados.
Recomendação: mentoria para escala, autoridade e inovação.

86 a 100 pontos – Zona de Excelência

Alta performance, diferenciação clara e sustentabilidade.
Recomendação: mentoria avançada para posicionamento e legado profissional.

A figura 2 ilustra os níveis de maturidade profissional e as ações necessárias.

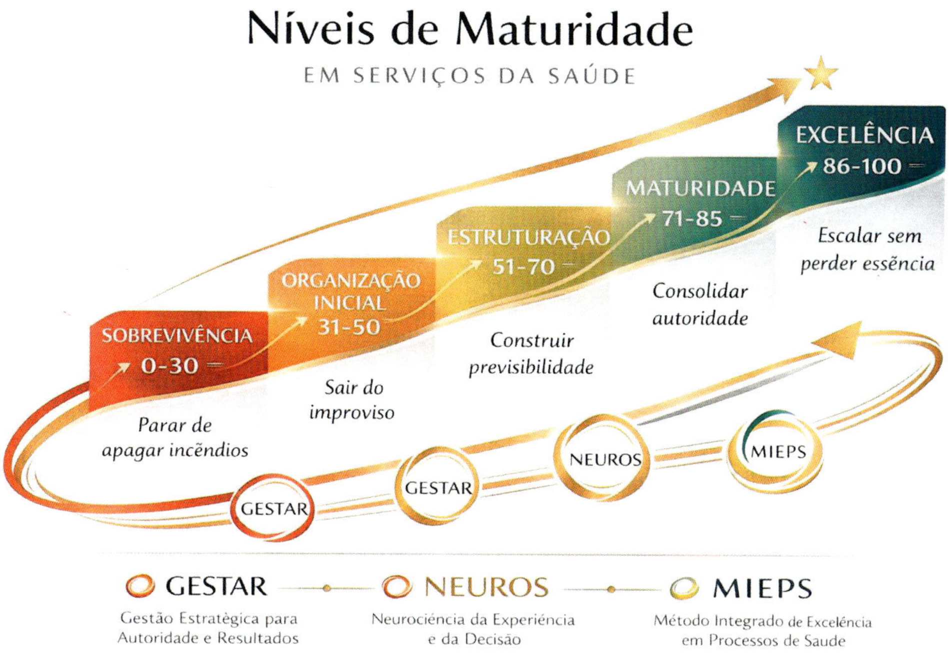

Figura 2: Níveis de Maturidade profissional em Serviços da Saúde e Ações

APLICABILIDADE DO RESULTADO NA MENTORIA

Esta ferramenta permite:

- Diagnóstico inicial objetivo
- Comparação evolutiva (antes e depois)
- Definição de prioridades estratégicas
- Construção de roadmap personalizado pelo Método GESTAR
- Alinhamento entre gestão, processos e neuroexperiência

Excelente encaminhamento. Abaixo está a integração do diagnóstico a um Programa de Mentoria por Níveis de Maturidade, estruturado para conduzir o profissional da saúde do ponto em que ele está até a excelência sustentável, utilizando de forma articulada os métodos GESTAR, NEUROS e MIEPS.

O desenho do programa é intencionalmente progressivo, gera clareza, segurança emocional (neurociência) e desejo racional e emocional de continuidade na mentoria.

Programa de Mentoria em Gestão, Processos e Experiência em Serviços da Saúde

Estruturado por Níveis de Maturidade

Base diagnóstica: Ferramenta de Maturidade GESTAR • NEUROS • MIEPS
Formato: Mentoria estruturada, personalizada e evolutiva
Resultado esperado: previsibilidade, diferenciação, autoridade e sustentabilidade

VISÃO GERAL DOS NÍVEIS

Nível	Pontuação Diagnóstica	Estágio Profissional
Nível 1	0–30	Sobrevivência
Nível 2	31–50	Organização Inicial
Nível 3	51–70	Estruturação
Nível 4	71–85	Maturidade
Nível 5	86–100	Excelência

Cada nível, ativa objetivos cognitivos, emocionais e estratégicos específicos, respeitando o momento do profissional.

NÍVEL 1 – SOBREVIVÊNCIA

"Parar de apagar incêndios"

Perfil:
Profissional tecnicamente competente, mas exausto, inseguro financeiramente e com gestão intuitiva.

Objetivos da mentoria

- Criar consciência de negócio (GESTAR – G)
- Reduzir ansiedade e sobrecarga decisória (NEUROS – N)
- Mapear processos críticos básicos (MIEPS – M)

Entregas

- Diagnóstico aprofundado comentado
- Organização mínima de agenda, preços e fluxo financeiro
- Mapa simples da jornada do cliente

- Definição do foco profissional prioritário

Ganho neuroemocional

Sensação de controle, previsibilidade inicial e alívio cognitivo.

NÍVEL 2 – ORGANIZAÇÃO INICIAL

"Sair do improviso"

Perfil:
Já existe receita, mas sem clareza de custos, processos inconsistentes e experiência irregular.

Objetivos da mentoria

- Estruturar processos essenciais (GESTAR – E / S)
- Alinhar marketing e entrega real (NEUROS – E)
- Introduzir melhoria contínua simples (MIEPS – I)

Entregas

- Padronização mínima de atendimento
- Organização financeira básica
- Comunicação clara com o cliente
- Primeiros indicadores de desempenho

Ganho neuroemocional

Redução do estresse operacional e aumento da confiança profissional.

NÍVEL 3 – ESTRUTURAÇÃO

"Construir previsibilidade"

Perfil:
Consultório ou clínica funcional, mas dependente do dono e com falhas de escala.

Objetivos da mentoria

- Desenvolver equipe e performance (GESTAR – T)
- Fortalecer vínculo emocional com o cliente (NEUROS – U)
- Aplicar PDCA/DMAIC de forma prática (MIEPS – E)

Entregas

- Treinamento comportamental da equipe
- Indicadores de experiência do cliente
- Ajustes estruturados de processos
- Posicionamento profissional mais claro

Ganho neuroemocional

Sensação de evolução, domínio técnico-gerencial e orgulho do serviço.

NÍVEL 4 – MATURIDADE

"Consolidar autoridade"

Perfil:
Negócio organizado, clientes satisfeitos e boa reputação, mas com potencial não explorado.

Objetivos da mentoria

- Refinar decisões estratégicas (GESTAR – A)
- Converter satisfação em fidelização e indicação (NEUROS – R)
- Otimizar resultados com menor esforço (MIEPS – P)

Entregas

- Estratégia de marketing baseada em experiência
- Modelo financeiro mais eficiente
- Processos enxutos e orientados a valor
- Plano de crescimento sustentável

Ganho neuroemocional

Autoconfiança estratégica e sensação de reconhecimento.

NÍVEL 5 – EXCELÊNCIA

"Escalar sem perder essência"

Perfil:
Referência técnica e de gestão, com forte posicionamento e resultados consistentes.

Objetivos da mentoria

- Consolidar legado profissional (GESTAR – R)
- Criar experiências memoráveis e advocacy (NEUROS – S)
- Sustentar excelência no longo prazo (MIEPS – S)

Entregas

- Estratégia de autoridade e posicionamento premium
- Estrutura de expansão ou diversificação
- Mentoria avançada de liderança
- Construção de modelo replicável

Ganho neuroemocional

Senso de propósito, impacto e legado profissional.

COMO O DIAGNÓSTICO ATIVA A MENTORIA

- Define o **nível de entrada** do mentorado
- Direciona **prioridades reais**, evitando desperdício de energia
- Personaliza ferramentas, ritmo e linguagem
- Cria percepção clara de evolução ao longo do tempo
- Sustenta decisões com base em dados e neurociência

DIFERENCIAL DO PROGRAMA

É um processo estruturado de evolução profissional, que respeita:

- o momento emocional,
- a capacidade financeira,
- a maturidade técnica,
- e o ritmo de crescimento do profissional da saúde

A Figura 3 integra o processo de Mentoria aos métodos MIEPS, NEUROS e GESTAR

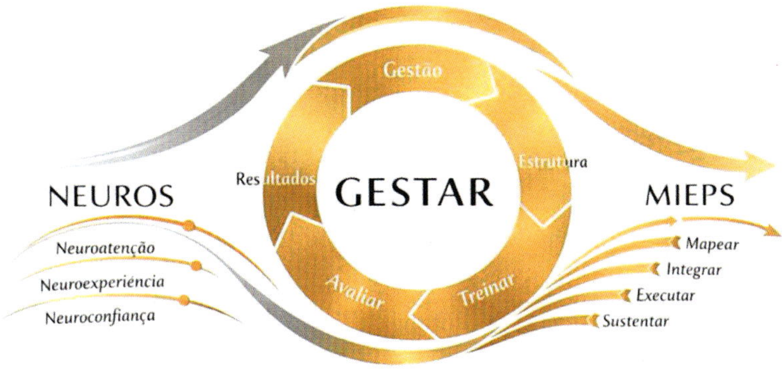

Figura 3: Programa de Mentoria integrada ao MIEPS, NEUROS e GESTAR

Referências Bibliográficas

ALMEIDA, Paulo Roberto de; FERREIRA, Daniela de Oliveira. **Mentoria e desenvolvimento profissional: fundamentos, práticas e aplicações**. 2. ed. São Paulo: Atlas, 2021.

BANDURA, Albert. **Self-efficacy: the exercise of control**. New York: W. H. Freeman, 1997.

BENNER, Patricia. **From novice to expert: excellence and power in clinical nursing practice**. Menlo Park: Addison-Wesley, 1984.

BRASIL. Ministério da Educação. **Diretrizes curriculares nacionais dos cursos da área da saúde**. Brasília, DF: MEC, 2022.

COSTA, Nilson do Rosário; MALIK, Ana Maria. **Gestão em saúde: conceitos, práticas e desafios**. Rio de Janeiro: Guanabara Koogan, 2020.

COVEY, Stephen R. **Os 7 hábitos das pessoas altamente eficazes**. 60. ed. Rio de Janeiro: BestSeller, 2014.

DUTRA, Joel Souza. **Gestão de carreiras: a pessoa, a organização e as oportunidades**. São Paulo: Atlas, 2017.

DRUCKER, Peter F. **Gestão do conhecimento**. São Paulo: Elsevier, 2017.

ERICSSON, K. Anders; POOL, Robert. **Pico: segredos da nova ciência da expertise**. Rio de Janeiro: Objetiva, 2016.

GOLDSMITH, Marshall. **Coaching for leadership: the practice of leadership coaching from the world's greatest coaches**. San Francisco: Jossey-Bass, 2018.

GOLEMAN, Daniel. **Inteligência emocional**. Rio de Janeiro: Objetiva, 2012.

KOTLER, Philip; SHALOWITZ, Joel; STEVENS, Robert J. **Marketing estratégico para a área da saúde**. Porto Alegre: Bookman, 2021.

KNOWLES, Malcolm S.; HOLTON, Elwood F.; SWANSON, Richard A. **Aprendizagem de adultos: andragogia**. Porto Alegre: Penso, 2018.

MALIK, Ana Maria; SCHIESARI, Laura Maria C. **Qualidade e acreditação em saúde**. São Paulo: Manole, 2020.

MINTZBERG, Henry. **Managing**. San Francisco: Berrett-Koehler, 2013.

PINK, Daniel H. **Motivação 3.0: os novos fatores motivacionais**. Rio de Janeiro: Elsevier, 2010.

SENGE, Peter M. **A quinta disciplina: arte e prática da organização que aprende**. 6. ed. São Paulo: Best Seller, 2018.

SOUZA, Wanderley de; CAMPOS, Gastão Wagner de Sousa. **Gestão do trabalho em saúde**. São Paulo: Hucitec, 2019.

WHITMORE, John. **Coaching para performance**: aprimorando pessoas, desempenho e resultados. 5. ed. Rio de Janeiro: Alta Books, 2018.

WHEATLEY, Margaret J. **Liderança e a nova ciência**: descobrindo ordem em um mundo caótico. São Paulo: Cultrix, 2006.

ZIMMERMAN, Barry J. **Self-regulated learning and academic achievement**. New York: Routledge, 2013.

Esta obra contou com o apoio de ferramentas de inteligência artificial generativa no processo de estruturação textual, revisão de linguagem e apoio à elaboração de imagens. Todo o conteúdo foi criticamente analisado, adaptado e validado pela autora, que assume integral responsabilidade intelectual e técnica pelo material apresentado.

Referência

OPENAI. **ChatGPT: modelo de linguagem baseado em inteligência artificial.** Disponível em: https://www.openai.com. Acesso em: 04 de janeiro de 2026.

GOOGLE. **Gemini: modelo de inteligência artificial generativa**. Mountain View: Google LLC, 2024. Disponível em: https://gemini.google.com. Acesso em: 4 jan. 2026.

Made in United States
North Haven, CT
04 November 2026

21738512R00108